U0045317

健康生活 202

伸展聖經

40週年全新增修版

Stretching
40th Anniversary Edition

包柏・安德森（Bob Anderson）——著

珍恩・安德森（Jean Anderson）——繪圖

陳萱芳——譯

目錄

006　**推薦序**　讓規律伸展成為生活的一部分　**黃國恩**

008　**新版作者序**　二十一世紀的伸展

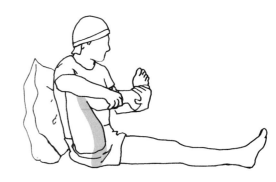

開始吧！

012　前言

014　誰該做伸展？

014　什麼時候可以做伸展？

015　為什麼要伸展？

016　怎麼做伸展？

018　熱身運動及緩和運動

019　開始做伸展

身體各部位的伸展

028　伸展指南

030　背部輕鬆伸展

038　腿、腳、踝的伸展

046　背部及肩臂的伸展

053　腿部伸展系列動作

058　下背、臀、鼠蹊部及腿後肌群的伸展

067　背、臀及腿部伸展

072　抬腿

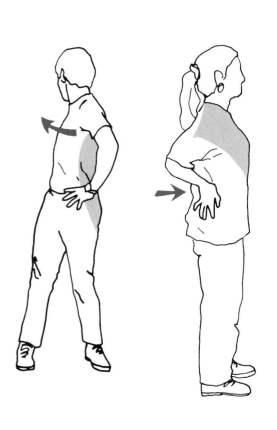

075　臀、腿立姿伸展

083　上身立姿伸展

089　單槓伸展

090　毛巾上身伸展

092　手、腕及前臂伸展系列

094　坐姿伸展

098　鼠蹊、腿部抬腿進階伸展

101　鼠蹊、臀部分腿伸展

105　練習劈腿

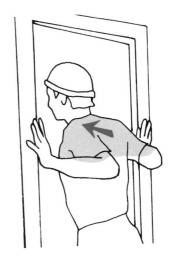

 隨時隨地做伸展

110　起床後

111　睡覺前

112　每日伸展

114　手、手臂和肩膀

115　肩、頸和手臂

116　下背部

118　腿、鼠蹊和臀部

119　想到就伸展

120　從事勞動工作前

122　久坐之後

123　種花蒔草前後

124　銀髮族

126　孩童

128　看電視時

129　走路前後

130　旅途中

131　飛機上

3C世代的伸展

134 書桌（電腦）伸展

138 鍵盤族的伸展

139 上線時的伸展

140 設計工作者的伸展

141 累壞時的伸展

142 手機引起的健康問題

146 手機伸展（坐姿）

147 手機伸展（站姿）

148 運動的重要

各種運動的伸展

152 有氧運動

154 羽球

156 棒（壘）球

158 籃球

160 保齡球

162 自行車

164 馬術運動

166 花式滑冰

168 美式足球

170 高爾夫

172 體操

174 健行

176 冰上曲棍球

178 直排輪

180 獨木舟運動

182 武術

184 越野機車

186 登山自行車

188 壁球及手球

190 攀岩

192 牛仔競技

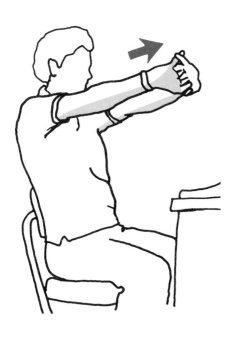

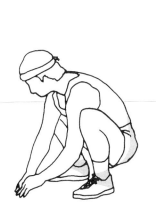

附錄

193　划船運動

194　跑步

196　越野滑雪

198　高山滑雪

200　單板滑雪

202　足球

204　衝浪

206　游泳

208　桌球

210　網球

212　登山

214　鐵人三項

216　排球

218　舉重

220　風帆

222　角力

224　給老師和教練的話

226　保護你的背

230　動態伸展

232　PNF伸展

236　保健工具

238　伸展處方

240　譯後記　陳萱芳

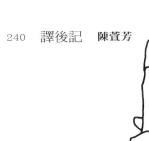

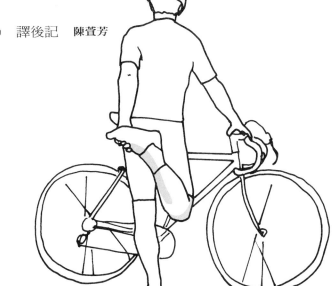

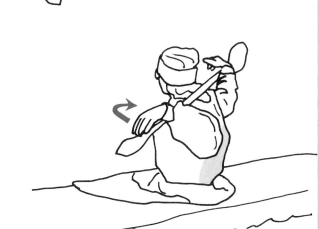

推薦序

讓規律伸展成為生活的一部分

黃國恩 國立台灣大學體育室教授

記得《伸展聖經》30週年全新修訂版時，受天下文化之邀撰寫序文，轉眼間已又過10年，很高興能再次為40週年增修版提筆作序。

「伸展是靜態生活和動態生活間的橋梁」，對於長期處於坐式生活型態的人而言，《伸展聖經》一書提供了即行的機會，透過書中完整的介紹，讓有心想要開始好好照顧自己的讀者，可以安全且正確的操作。

書中介紹的伸展操，乃是運動前後避免身體傷害的必要活動。藉由伸展身體肌肉群、韌帶和關節，練習者不僅可以放鬆身心，更能逐漸增加心臟及肺臟的負荷力，調節全身心肺呼吸、血液循環系統和身體的溫度，以適應後來更激烈的主要運動型態，進而避免運動傷害之發生和肌肉痠痛的結果。故其不僅是構成健康體能（healthrelated physical fitness）之身體組成、肌力肌耐力、柔軟度、心肺功能等要素的重要條件，也是延伸至運動體能的重要基礎。除了能使練習者呈現較好的運動表現外，也能較有效率地執行日常活動，享受運動遊戲及比賽的樂趣。

即便沒有任何的學習經驗，你還是可以依據特定的身體部位、特定時段、特定運動項目進行選擇，只要你願意，隨時都能依循指引開始伸展，並在伸展過後，幫助每日不斷收縮的肌肉，回到其既定功能的正常長度，恢復肌群平衡的狀態，感受沒有緊繃的身體。

此外，本書為幫助讀者將伸展運動落實於生活中，除了增列適合上班族的伸展操，在各章節的最後皆以摘要呈現伸展動作組合，讓讀者能夠直觀地練習作者多年經驗累積的最佳模組，也相當適合已將運動融入生活的族群操作。

為達到有效的伸展，作者包柏・安德森提及，每個人都是獨特的個體，身體每天的狀況也都會有點不一樣，要放鬆緊繃的肌肉，是要花時間的。伸展運動必須循序漸進，溫和的操作並搭配緩慢的呼吸韻律，在伸展的過程中吐氣，維持姿勢不動時則以

固定的節奏慢慢呼吸；動作隨時可以依照個人的需求而調整，以「有拉緊但不會痛」的感覺為最高指導原則，透過自己的感覺，去決定姿勢要停留在哪個位置，而非盲目地要求動作能做到什麼程度。當姿勢的停留讓你無法自然呼吸時，務必「回調」你的姿勢，才能在放鬆的狀態中享受伸展，因為正確的伸展是不會痛的。

相信你藉由此書掌握伸展的原則及技巧後，就能逐漸在規律、正確的伸展過程中，和自己的身體溝通，找到自然調整肌肉的能力，更加了解身體狀況，讓它成為生活中的一部分，用愉快的心情來練習。

新版作者序

二十一世紀的伸展
40週年版

　　《伸展聖經》可說是最受歡迎的健身書籍，迄今在全世界已銷售超過三百七十五萬本，翻譯為二十三種語言。

　　《伸展聖經》目前最新的40週年版，增加：

- 智慧手機使用者的伸展
- 針對「科技頸」和「簡訊頸」的處理提出建議
- 改善姿勢的祕訣

　　《伸展聖經》介紹的動作簡單、溫和，每個人隨時隨地都可以練習。

　　《伸展聖經》40週年版包含：

- 150組附帶簡易解說的伸展操
- 每種伸展操都有1至2頁的插圖，這些伸展操包括：
  * 17種日常活動的伸展
  * 10種電腦族及上班族的伸展
  * 37種專項運動的伸展
- 150組伸展操的圖解索引，方便醫生、醫療專業人員和從事身體工作者在指導動作時使用
- 保健工具
- 背部保健
- 本體神經肌肉促進術（PNF）伸展

你可以把不同的伸展組合印下來，不管是放抽屜、貼牆上，或運動時擺在地板上，簡單一張紙就能隨時滿足你的需要，讓你順利伸展。

　　如果你是以正確的方式進行伸展（不晃動、不過度），一定會覺得很舒服。就是這麼簡單。

——包柏及珍恩・安德森

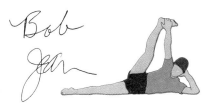

開始吧！

1

第一部是伸展運動的簡介，第16~17頁「怎麼做伸展」是必讀內容，打好基礎，對全書內容的理解會有幫助。如果你是新手，19~25頁的「開始做伸展」可以帶著你做一系列簡單的伸展動作。

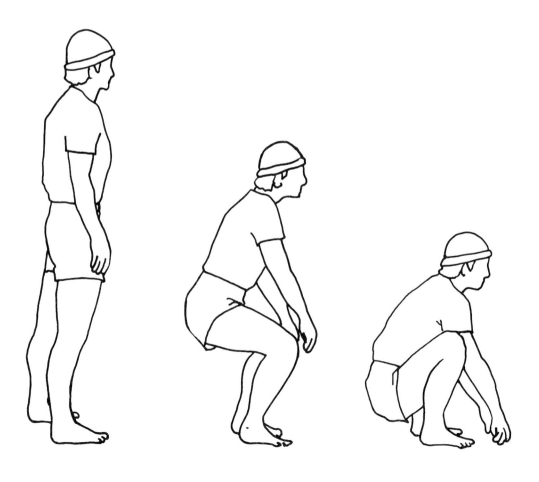

012　前言

014　誰該做伸展？

014　什麼時候可以做伸展？

015　為什麼要伸展？

016　怎麼做伸展？

018　熱身運動及緩和運動

019　開始做伸展

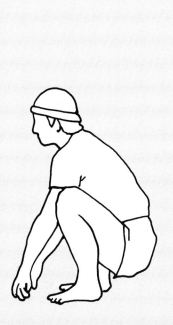
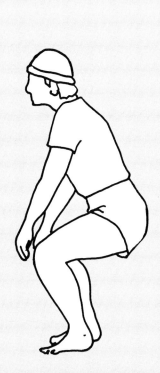
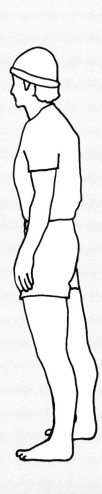

前言

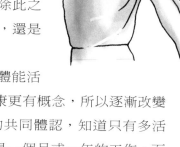

在現今社會，多數人都知道運動的好處。放眼望去，大家不是跑步、騎車、溜冰，就是打網球或游泳。這樣做到底是為了什麼？怎麼突然之間大家都對運動有這麼濃厚的興趣？

近來有許多研究指出，愛活動的人生命品質較佳。比起不愛活動的人，他們顯得更有活力，抵抗力強，體格也較好。除此之外，愛活動的人比較有自信，也比較開朗，即使年紀大了，還是能精神奕奕地朝自己的目標而努力。

醫學研究則顯示，健康欠佳很大一部分原因就是缺乏體能活動。現代人因為意識到這個問題，再加上比以前的人對健康更有概念，所以逐漸改變生活方式。這股運動熱不僅僅是一時的潮流，而是大家的共同體認，知道只有多活動，才是遠離靜態生活帶來疾病的唯一方法。所以，這不是一個月或一年的工作，而是一輩子的事。

****

我們的祖先不會碰到靜態生活帶來的健康問題，因為他們必須非常努力才能生存：他們每天從事的是伐木、掘土、耕田、種樹、打獵等耗費體力的工作，還加上其他的日常活動，因此可以保持強健的體魄。

工業革命之後，機器取代了人力，不需事事自己動手的結果，使得現代人不再強健有力，也逐漸失去了活動的本能。尤其電腦普及之後，現代人更是十足過著「坐式生活」。缺乏體力支出使我們的身體積存了過多的壓力；身上的肌肉也因為不再是宣洩壓力的管道，顯得無力又緊張。我們失去了與自己身體的連結，同時也賠上了生命的活力。

不過時代不同了！現在我們都知道，健康掌控在自己手裡，可以靠自己來免除疾病的威脅。我們不再只是坐著不動，而是積極的去活動，這也才發現健康有活力的生命多麼美好。更棒的是，人生的每個階段都能這麼健康、這麼豐富！

****

身體的復元能力十分驚人。舉例來說，外科醫師切開病人的身體，移除病灶或治療之後，進行縫合。這時身體馬上就收回了掌控權，開始自我療癒，替醫師完成剩餘的工作。不論是不是剛經歷驚心動魄的手術，或只是因為運動不夠、營養不良而健康欠佳，你我其實都擁有這股驚人的恢復力。

伸展跟這些到底有什麼關係呢？答案是：伸展是靜態生活和動態生活間的橋梁，

讓我們的身體柔軟，為接下來的運動做好準備；同時伸展也讓我們的生活從充滿緊張壓力順利轉換為充滿健康活力。如果你常跑步、騎車或打網球等，伸展尤其顯得重要，因為這些劇烈運動會讓肌肉緊張、僵硬。透過運動前後的伸展，可以讓你變得比較柔軟，也能預防一些常見的傷害，如常跑步的人膝蓋容易受傷，愛打網球的人則是肩膀或手肘容易出問題。

隨著運動人口的增加，對正確資訊的需求顯得更加急切。伸展固然簡單，但如果做得不正確，卻可能比不做傷害更大，因此，了解正確的動作該怎麼做，其實是很重要的事。

****

過去幾十年來，我曾和許多業餘及職業選手共事，也在不同的運動診療中心服務。我會告訴選手，伸展是一項簡單、對身體無害的準備運動，可以迅速讓他們進入訓練狀況。他們也覺得並不困難，同時更樂在其中，因為規律、正確的伸展，不僅能避免受傷，更有助於將能力發揮到極致。

伸展不是為了探測自己可以拉到什麼程度，而是應該根據每個人不同的肌理結構、柔軟度和緊張程度來加以調整，以達到放鬆肌肉、動作靈活的目的。若只是一味想達到極限，很可能會伸展過度而受傷。

說到這點，我們應該跟動物學習。觀察一下貓咪，牠們天生就知道該怎麼伸展。貓咪的動作絕對恰到好處，不會過頭，牠們在伸展時會維持一段時間，很自然的調整自己的肌肉來應付之後的動作所需。

****

做伸展時不該有壓力。伸展本身是很和平、很放鬆，不帶任何競爭意味的。伸展時那種細膩、使人充滿活力的感覺，讓我們和自己的肌肉合而為一。動作隨時可以依照個人的需求而調整，沒有什麼非遵從不可的金科玉律，伸展給了我們展現自我的自由與快樂。

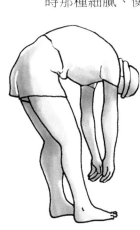

只要方法對，每個人都能有完美的體態，這並不是運動員的專利。不過，記得一定要循序漸進，尤其剛開始的時候動作務必放慢些，給自己的身心一點時間去習慣體能活動帶來的緊張感。從最簡單的做起，一定要持之以恆，因為完美的體態絕不是一蹴可幾的。

透過規律的伸展和運動，你就會開始享受「動」的感覺。要記得，每個人都是獨特的個體，有自己喜歡的步調，大家的爆發力、耐力、柔軟度和個性也都不一樣，透過了解自己的身體狀況和需求，你就能激發自己的潛能，再慢慢打下一輩子的健康基礎。

誰該做伸展？

　　不論年齡和柔軟度，每個人都能做伸展。你的身體不需處於顛峰狀態，也不需要有什麼運動專長，不管你是整天坐在辦公桌前的上班族，或是工人、家庭主婦、工廠裝配員、卡車司機，或是你本來就有規律運動的習慣，都適用這套伸展方法。這套方法很溫和、容易，同時也能配合個人的肌肉緊張度和柔軟度來做調整。所以，只要健康情況良好，沒有特別的身體障礙，就能享受安全的伸展活動。

注意：假如你最近有一些身體障礙或剛接受過手術（尤其是關節和肌肉），或是已經好一段時間沒活動了，在開始練習伸展或運動之前，請先詢問醫師的意見。

什麼時候可以做伸展？

　　只要你高興，什麼時候都可以，不管是在工作、搭車、等公車、走路，或健行之後在樹下休息，或在沙灘上。除了進行體能活動前後要做伸展，可以的話，隨時找機會伸展一下，比如說：

● 在早上開始一天的活動之前。

● 工作了一天之後紓解緊張壓力。

● 久站或久坐之後。

● 覺得身體有點僵硬時。

● 即使是看電視、聽音樂、看書、坐著跟人講話時，也可以伸展。

為什麼要伸展？

因為伸展能幫助我們放鬆心情，調整身體，所以應該要讓它成為生活的一部分。
規律的伸展會有以下好處：

- 紓解肌肉緊張，讓身體放鬆。
- 增加協調性，動作更靈活。
- 增加肢體活動的範圍。
- 避免抽筋等傷害（強健有彈性、經過伸展的肌肉，比強健但僵硬、沒有伸展的肌肉有更強的抗壓性）。
- 讓跑步、滑雪、打網球、游泳、騎自行車等費力的運動變輕鬆——因為做伸展等於在提醒肌肉待會兒要開始使用它，所以能提早做好準備。
- 保持現有的柔軟度，確保身體不會因為歲月的累積越來越僵硬。
- 發展身體知覺——伸展不同部位的同時，就是在和自己的身體溝通，因此透過伸展，就能對身體更加了解。
- 卸除心理對生理的控制，讓身體能「依其所願」來活動，而不是為了競爭或滿足自我。
- 感覺很棒！

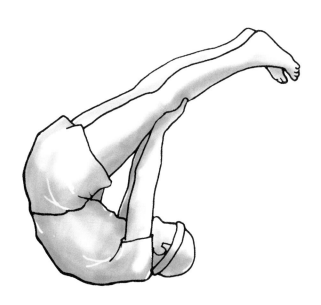

怎麼做伸展？

伸展很容易學，但總有人做得不對。正確的方法是把注意力放在正在伸展的肌肉上，放鬆且持續的伸展。錯誤的伸展（不幸多數人做的都是錯的）是大力晃動，或弄到身體覺得會痛，如此一來，造成的傷害其實遠大於帶來的幫助。如果你規律、正確地伸展，就會發現，生活中所有動作都變簡單了。當然，要放鬆緊繃的肌肉或肌群是要花時間的，不過一旦開始感受到做動作變得輕鬆，你很快就會忘記之前為此花了多少時間。

輕鬆伸展

開始做伸展的時候，先花個5~15秒做輕鬆伸展。不要來回晃動！先把動作調到覺得「中等鬆緊」的定位點，然後放鬆、維持這個伸展姿勢不要動。緊繃的感覺應該會慢慢變得不那麼明顯；不過，若還是覺得一樣緊，就稍微放鬆一些，把定位點回調，找到比較舒服的點再繼續。你覺得「有拉緊的感覺，但不會痛」就對了。這項簡易伸展能紓解肌肉的緊張和壓力，同時也讓肌肉組織為進階伸展做好準備。

進階伸展

輕鬆伸展之後，慢慢進入進階伸展。一樣，不要來回晃動。就輕鬆伸展達到的程度再往前推一點，在肌肉感受到些微緊繃時停住，維持5~15秒。跟輕鬆伸展時一樣，只能有微微拉緊的感覺；倘若覺得很緊，就放鬆一點。記住：假如維持不動時覺得越來越緊繃，甚至覺得痛，那就是拉過頭了！進階伸展就像在幫肌肉進行精細調整，能增加我們的柔軟度。

呼吸

呼吸要緩慢而且有節奏。如果是向前伸展的動作，屈身時吐氣，維持姿勢不動時慢慢吸氣。做伸展時不可以閉氣。如果你發現伸展的姿勢讓你不能自然呼吸，那就不是真正的放鬆，記得把身體往回調一點，好恢復正常呼吸。

計時

剛開始時，每次伸展都在心裡默數該達到的秒數，這樣才能確保你在適當的緊繃狀態維持一段時間。練習一段時間後，就可以照著感覺走，不必為了計時而分心。

伸張反射

人的肌肉受到一種叫作伸張反射的機制所保護。只要肌肉纖維伸展過度（可能因為晃動或過度伸展而造成），神經反射就會傳送訊號到肌肉，讓肌肉收縮，以避免受傷。所以，過度伸展反而會讓你原本想放鬆的肌肉變得更緊！（這種反射跟不小心碰到熱的東西手會立刻縮回來很類似——在你會意過來之前，身體的反射就已經完成了。）

如果過度伸展，或是一直來回晃動（沒有好好固定在一個伸展姿勢上），肌肉很容易拉傷，造成伸展反射。這除了會讓你覺得疼痛，還會因為肌纖維的微小撕裂造成肌肉受傷，痊癒之後形成結締組織，導致肌肉逐漸失去彈性，變得僵硬又疼痛。所以，千萬記得，如果你老愛把自己逼到極限，每天的拉筋和運動就會變得沒那麼有趣了。

痛不等於有效

我們在中學時就已經被制約了，總是把身體的疼痛和體能的增進畫上等號，學校老師多半也是這麼教的：「越痛，表示進步越多。」別上當了！正確的伸展是不會痛的。要學習注意自己的身體，因為出現疼痛就代表有問題。

上述的輕鬆伸展及進階伸展並不會過度引發肌肉的伸張反射，也不該造成身體的疼痛。

「好的伸展」圖

伸展		
輕鬆伸展 維持5~15秒	進階伸展 維持5~15秒	極限伸展 別這麼做！

上圖代表的是以你的肌肉和結締組織能做到的伸展。你會發現，自己的柔軟度隨著做輕鬆伸展和進階伸展而進步。養成規律做伸展的習慣，做的時候放輕鬆，你就能超越目前的限制，更接近個人的潛能。

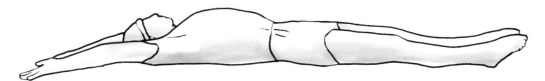

熱身運動及緩和運動

熱身運動

　　如果伸展之前沒有特別做什麼熱身運動，會不會受傷呢？答案是「不會」。只要是舒服的伸展、不要做過頭，是不會受傷的。不過，在這裡還是建議大家先花個幾分鐘做做簡單的活動（如走動一下、甩甩手之類），讓肌肉和身體的軟組織熱起來之後再進行伸展，這樣血液循環也會比較好。不過不管你有沒有先熱身，做伸展時還是要注意動作必須正確。

　　有些跑者認為，如果不先熱身就做伸展比較容易受傷。若有以下情況，伸展時確實比較容易受傷：

- 太急（沒有放鬆）。
- 動作太劇烈（身體還沒熱起來就過度伸展）。
- 伸展時沒注意身體的感覺。

　　如果做得正確，伸展是不會受傷的（見第16~17頁）。只要你在伸展時注意自己的感覺，就會知道動作該做到哪個程度。好好跟身體溝通吧。

　　不管你是跑步、騎自行車，還是其他運動，我的建議如下：以低強度進行該項運動當作熱身。比如說，如果你要跑步，先走動或慢跑個2~5分鐘，或至稍微出汗為止（走動或慢跑是很多運動都可以採用的基本熱身活動，可以有效率提升肌肉、血液和全身的溫度），然後才做伸展。

緩和運動

　　另外，做完運動後也要用比較緩和的方式讓自己冷卻下來，心跳要恢復到休息時的速率，然後做做伸展，預防肌肉痠痛和僵硬。

開始做伸展

在這個部分，我們會帶著你做九個伸展動作，讓你體會一下什麼叫「跟著伸展時的感覺走」。一旦你了解了這個技巧，之後就可以輕而易舉地學會書中所提的其他伸展動作。

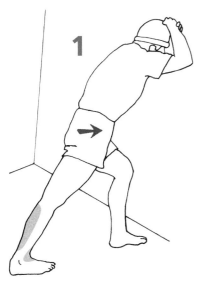

1

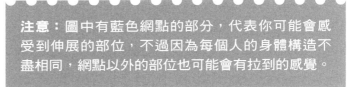

注意：圖中有藍色網點的部分，代表你可能會感受到伸展的部位，不過因為每個人的身體構造不盡相同，網點以外的部位也可能會有拉到的感覺。

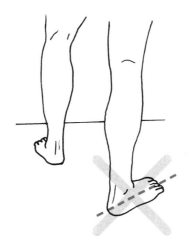

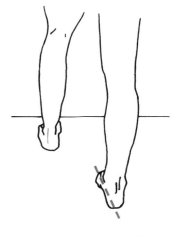

腳掌平貼地面　　　　　　錯誤　　　　　　　　正確
　　　　　　　　　　　　　　　　　　　　　腳掌朝前

開始時先輕鬆熱身（原地踏步，雙手在胸前擺動）2~3分鐘。

小腿伸展

首先我們做的是小腿的伸展。前臂抵住牆壁或其他堅固的物體，頭靠在手背上，彎曲前腳膝蓋、靠近牆；後腳撐直，腳掌平貼地面，方向朝前或略微朝內。接下來，腳的位置不變，將臀部慢慢前移，輕鬆伸展小腿後側的肌肉。輕鬆伸展維持5~10秒，然後稍微再往前推一些，進階伸展也維持10秒，動作不要做過頭。

然後換腳。兩邊做起來的感覺一樣嗎？還是一邊的柔軟度比較好？

坐姿髖部伸展

　　接下來，坐在地上，用雙手把雙腳腳跟併攏（如圖示），由臀部開始推，身體慢慢前傾，至髖部有一點緊繃感為止。伸展的同時收緊腹部，維持這個姿勢5~15秒。做得對的話會覺得很舒服，維持得越久越不覺得緊繃。可能的話（但不必勉強），兩隻手的手肘可以放在小腿外側，這樣比較容易維持姿勢的穩定和身體的平衡。

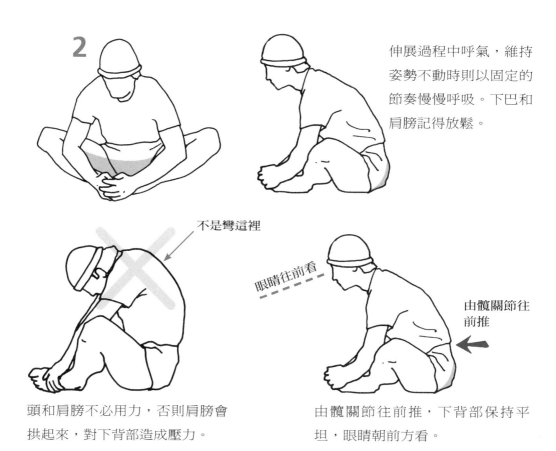

伸展過程中呼氣，維持姿勢不動時則以固定的節奏慢慢呼吸。下巴和肩膀記得放鬆。

不是彎這裡

頭和肩膀不必用力，否則肩膀會拱起來，對下背部造成壓力。

眼睛往前看

由髖關節往前推

由髖關節往前推，下背部保持平坦，眼睛朝前方看。

　　維持姿勢一陣子、不再覺得那麼緊繃時，可以把身體再往前伸一些，再次感受緊繃的感覺。這應該會比第一次的緊繃感大一點，但不應該覺得痛。再維持15秒。跟之前一樣，緊繃的感覺應該越來越減輕。做完之後慢慢結束動作。做動作時切記不可以激烈地前後晃動。

> 最重要的是用感覺做伸展，而不是要求動作能做到什麼程度。

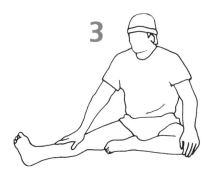

3

伸展腿後肌群

接下來，左腳維持彎曲、腳掌面對右大腿內側。右腳伸直，但膝蓋不要太用力，保持微彎。

現在伸展的是腿後肌群及左側下背部（有些人會感覺到下背部的緊繃，有些人不會），前彎時由髖關節發力，呼氣，身體往前伸至有一點緊繃感時停住，維持5~15秒。以固定的節奏慢慢呼吸。摸摸股四頭肌（膝蓋上方的大腿肌肉），看看有沒有放鬆，放鬆的肌肉應該是軟的而不是硬的。

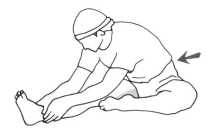

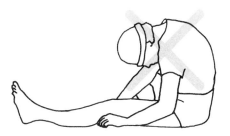

不可以彎下頭和肩膀，額頭不要去碰膝蓋，這樣只會讓你的肩膀拱起來。

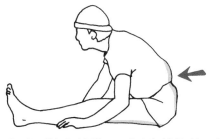

由髖關節向前推，下巴自然往前，肩膀和手臂都要放鬆。

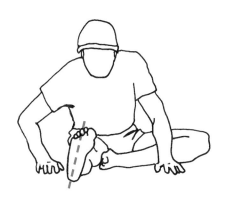

伸直的那隻腳腳尖朝上、腳踝和趾頭放鬆。這樣的姿勢可以整合腳踝、膝蓋至臀部的力量。

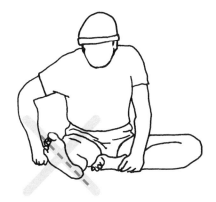

腳掌不要向外斜，因為這樣腿和臀部的力量無法整合。

如果你柔軟度不是很好，可以用毛巾來幫忙。根據自己的感覺來伸展，而非盲目追求極限。

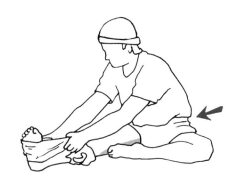

輕鬆伸展的些微緊繃感消失之後，可以慢慢再往前一點，一樣維持5~15秒。往前的幅度大概多個1~2公分就可以了，不用急著一次就要往前伸多少。記住：每個人都是不一樣的。

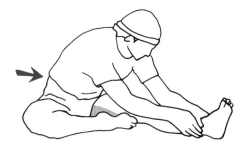

慢慢結束動作。換邊。記得大腿前方肌肉要放鬆，腳尖朝上，腳踝和腳趾也要放鬆。先輕鬆伸展15秒，然後再往前伸一點，維持5~15秒。

> 伸展要做得恰當，需要時間和敏於感受的能力。

4

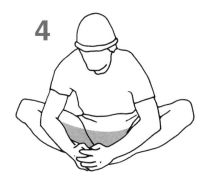

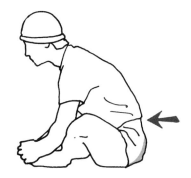

重複坐姿髖部伸展

再做一次坐姿髖部伸展，跟上次做起來有什麼不一樣呢？

下面這些事比增加柔軟度還重要：
1.伸展時腳掌、手掌、肩膀和下巴都要放鬆。
2.學習在每次伸展時找出適當的緊繃感，並適切地加以控制。
3.感覺伸展時下背部、頭、肩及腳整合的感覺。
4.身體每天的狀況都會有點不一樣，要能視情況加以調整。

臥姿髖部伸展

躺下，兩腳彎曲，膝蓋向外、腳跟相對併攏。放鬆臀部肌肉，讓重力帶著你做溫和的鼠蹊部伸展。維持這樣輕鬆的姿勢40秒，深呼吸。

讓所有的緊張感完全消失，這個動作伸展起來的感覺比較不那麼明顯。

5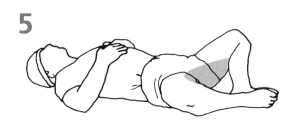

6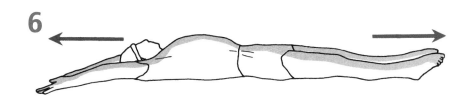

延長伸展

慢慢伸展雙腿，雙手過頭向上伸展，腳趾下壓、朝前伸直。維持5秒，然後放鬆。重複3次。每次伸展時，腹部肌肉微收，讓身體中圍看起來瘦一些。做這個動作感覺很棒，會伸展到手臂、肩膀、脊椎、腹肌、肋骨附近的肌肉、腳掌及腳踝，最適合在一早剛睡醒時做。

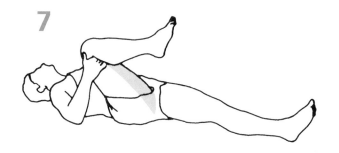

慢慢了解你自己

伸展下背部和大腿後側肌肉

接下來,彎曲一腳的膝蓋,輕輕往自己的胸口拉,直到下背部和大腿後側的肌肉感受到輕微緊繃感為止;如果沒有也沒關係。維持30秒。這個姿勢對全身都有幫助,不管有沒有緊繃感,都可以放鬆到下背部的肌肉。做完換腳,比較一下兩邊的感覺有什麼不一樣。做的時候不要閉氣。

重複臥姿髖部伸展

再做一次臥姿髖部伸展,放鬆30秒。釋放手、腳、肩膀所有的壓力。做的時候眼睛可以閉起來。

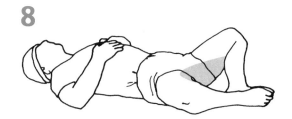

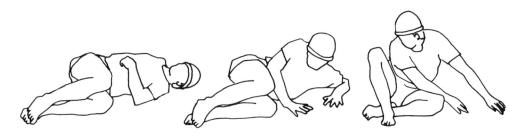

如何由臥姿到坐姿

兩腳膝蓋併攏彎曲,身體轉向一邊側躺,以雙手將自己撐起成坐姿。透過手掌和手臂撐起的動作,可以紓解背部的壓力。

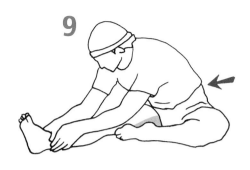

9 重複伸展腿後肌群

重複一次腿後肌群的伸展動作。有沒有感覺到自己的改變呢？是不是覺得做起來比之前輕鬆多了？

摘要

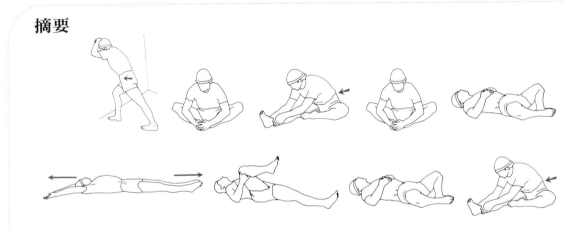

以上九個步驟是伸展的入門動作。要提醒大家的是，伸展不是比賽柔軟度。只要透過適當的伸展，你的柔軟度自然會增加。請用愉快的心情來練習。

多數的伸展動作都是維持20~30秒，不過練習一陣子之後，你每次花的時間可能會不一樣。比如說你覺得今天身體特別緊繃，甚至有時只是想多享受一下伸展的感覺，所以就做久一點；也可能你覺得身體比較柔軟了，所以不想伸展那麼久，若是這樣，大約維持5~15秒即可。記住：每個人、每天的狀況都不一樣，所以你要根據自己當下的感覺來調整。

身體各部位的伸展

接下來的這個部分，我們會依照身體的部位，詳細介紹所有的伸展動作，但你不需要每次都做一整套。你的動作不需要做得像圖示那麼標準，請按照自己的柔軟度來調整，每個人每天的柔軟度可能都會有一點出入。

身體各部位的伸展都應該學習，不過重點應該先放在自己覺得最僵硬、最緊繃的地方。「伸展指南」會先介紹身體各部位的肌肉，以及與該部位相關的伸展動作出現的頁數。

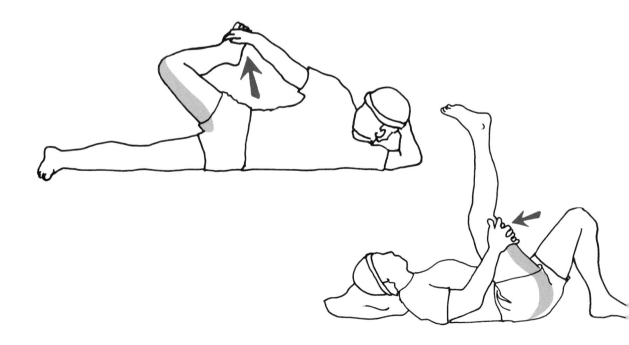

028　伸展指南

030　背部輕鬆伸展

038　腿、腳、踝的伸展

046　背部及肩臂的伸展

053　腿部伸展系列動作

058　下背、臀、鼠蹊部及腿後肌群的伸展

067　背、臀及腿部伸展

072　抬腿

075　臀、腿立姿伸展

083　上身立姿伸展

089　單槓伸展

090　毛巾上身伸展

092　手、腕及前臂伸展系列

094　坐姿伸展

098　鼠蹊、腿部抬腿進階伸展

101　鼠蹊、臀部分腿伸展

105　練習劈腿

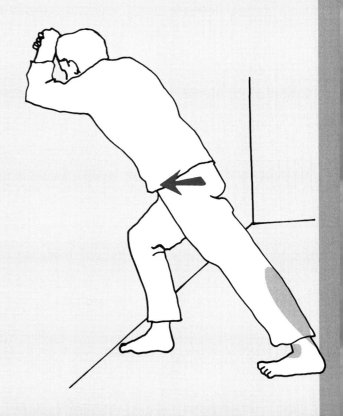

伸展指南

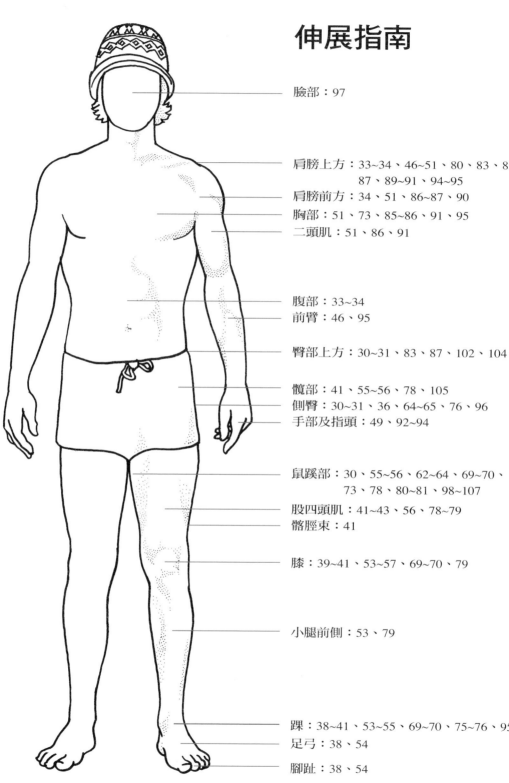

臉部：97

肩膀上方：33~34、46~51、80、83、85、
87、89~91、94~95

肩膀前方：34、51、86~87、90

胸部：51、73、85~86、91、95

二頭肌：51、86、91

腹部：33~34

前臂：46、95

臀部上方：30~31、83、87、102、104

髖部：41、55~56、78、105

側臀：30~31、36、64~65、76、96

手部及指頭：49、92~94

鼠蹊部：30、55~56、62~64、69~70、
73、78、80~81、98~107

股四頭肌：41~43、56、78~79

髂脛束：41

膝：39~41、53~57、69~70、79

小腿前側：53、79

踝：38~41、53~55、69~70、75~76、95

足弓：38、54

腳趾：38、54

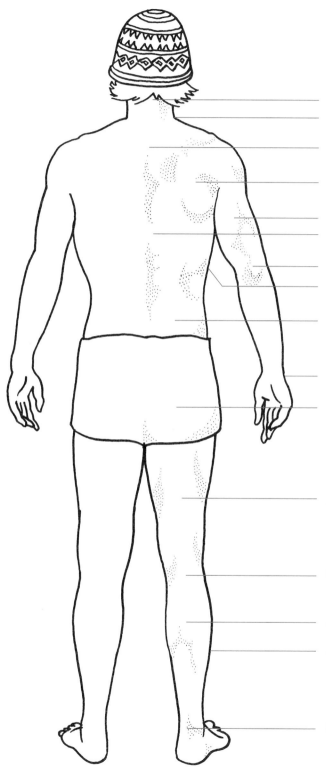

後頸部：31~32、67~68、73、96、99
側頸部：32、51、84

上背部：33、44、46~48、51、64、
　　　　67~68、85~86、89、94~95

肩部後方：32、34、44、47~48、49、
　　　　　84~85、95

三頭肌：47~49、94
背部中段：44、47、50、67~70、84、102

手肘：47、51
上身側面：33、46、49~51、83~85、87、
　　　　　89、94、102~103

下背部：30~31、34~37、44、58、61、
　　　　64、67~70、84、89、96

手腕：46、92~95

臀部肌肉：36、39、64、77、96

腿後肌群：39、43~45、56、58、60~62、
　　　　　73、77~78、80~81、98~107

後膝：45、58、60~61、98、106

小腿後側：43~45、75~76

小腿外側：45

阿基里斯腱：54、69~70、75~76

背部輕鬆伸展

　　這是一系列可以躺著做的簡單伸展，透過這些動作，可以伸展到平時很難放鬆的部位。

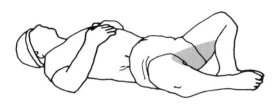

　　放輕鬆，兩腿屈膝外張，腳底併攏，這個舒服的姿勢可以伸展到鼠蹊部。維持不動30秒，讓地心引力來幫你做伸展。做的時候可以墊個小抱枕在頭下，會覺得比較舒服。

變化動作：接下來，由這個動作出發，兩腿一起輕輕上下搖晃（如圖中虛線所示）約10~12次。搖動的幅度不用太大。這個動作可以讓你的鼠蹊部和臀部變得更靈活。

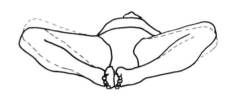

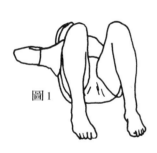

圖1

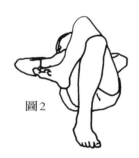

圖2

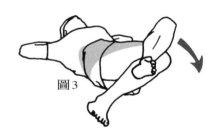

圖3

下背、身體側面及臀部上方的伸展

　　雙腳張開，腳底平放地面，雙臂貼地、手指交叉，放在頭頂（圖1），左腿跨過右腿（圖2），然後用左腿把右腿朝地板方向壓（圖3），直到你覺得臀部側面或下背部有伸展到為止。然後放輕鬆，上背部、後腦勺、肩膀、手肘都要平貼地面，維持10~20秒。右膝是否真的能貼地並不重要，量力而為就好。換邊再做，右腿跨過左腿，把左腿往地面壓。在伸展時吐氣，然後有節奏的呼吸。

* 不要閉氣
* 呼吸要有節奏
* 放鬆

下背部有坐骨神經痛[*]的人，做這個動作會很有幫助，但是一定要小心，伸展到覺得舒服的程度就好，不要弄到覺得痛。

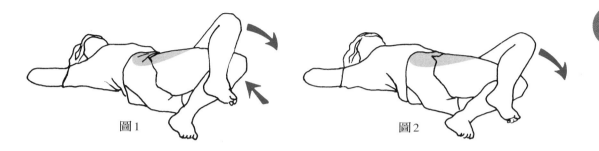

圖1　　　　　　　　　　　　　　　　圖2

PNF技巧（見232~235頁）：收縮－放鬆－伸展。左腿跨過右腿，但這次右腿把左腿的重量一起往回拉，就像要回復原先的姿勢一樣，這麼做可以收縮臀側的肌肉（圖1），收縮的動作維持5秒，放鬆，然後重複之前的伸展動作（圖2）。這個技巧對於肌肉會習慣性緊繃的人很有幫助。

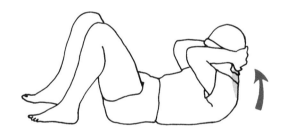

紓解頸部壓力

一樣躺在地上，伸展你的頸椎。手掌交叉於頭後大約耳朵的高度，慢慢把頭往前拉，到後頸有伸展的感覺時停住，維持3~5秒，再慢慢回復到平躺的姿勢。整個流程重複3~4次，慢慢放鬆上頸椎和脖子的壓力。下巴放鬆（後排牙齒微張），不要閉氣。

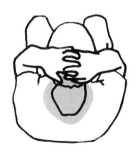

---

* 坐骨神經是人體內最大、最長的神經，源自於腰椎（下背部），經過雙腿，最後到達大趾頭。

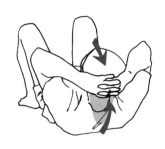

PNF**技巧**：收縮－放鬆－伸展。從屈膝的姿勢開始，手維持交叉於頭後（不是頸部），在伸展後頸部之前，先輕輕把頭從地上向前抬起，然後頭向後朝地面方向用力，就像在抵抗雙手往前的力量一樣。這個等長收縮的動作維持3~4秒，接著放鬆1~2秒，再輕輕把頭向前抬（就是前一個伸展頸椎的動作），下巴朝肚臍方向，會有舒服的伸展感覺，維持3~5秒，整個動作重複2~3次。

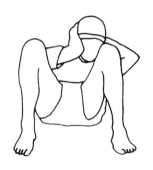

再把頭和下巴往左腳膝蓋的方向拉，維持3~5秒。放鬆，頭躺回地上，接下來再把頭和下巴往右膝的方向拉。動作重複2~3次。

頭躺回地上時，下巴轉向右肩方向（頭不要離開地面），在自己做得到的範圍內讓脖子有伸展的感覺。維持3~5秒，然後換轉左邊。動作重複2~3次，下顎要記得放鬆，不要閉氣。

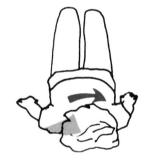

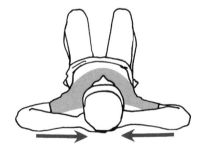

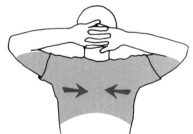

肩胛骨內夾

雙手交叉在頭後，兩邊的肩胛骨往內收，在上背部製造壓力（做的時候胸部應該會挺起），維持4~5秒。然後放鬆，參照31頁的動作把頭往前抬，紓解頸部的壓力。這樣的動作可以讓頸部的肌肉活動自如，不再有僵硬、緊繃的感覺。動作重複3~4次。

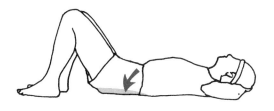

下背平貼

　　要緩和下背部的壓力，先繃緊臀部肌肉同時收縮腹部肌肉，讓下背部平貼地面，維持這個前後繃緊的姿勢約5~8秒，然後放鬆。動作重複2~3次，專注於維持肌肉的收縮狀態。這個動作可以強化臀肌和腹肌，讓你有良好的坐姿與站姿。

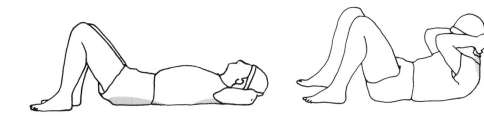

肩胛骨內夾、臀部收縮

　　現在，同時做肩胛骨內夾、下背平貼和臀肌緊繃的動作，維持5秒，然後放鬆，把頭往前抬，放鬆後頸及上背部。動作重複3~4次。做完感覺很棒。

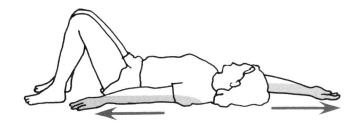

延長伸展

　　接下來，一隻手臂高舉過頭（手心朝上），另一隻手放在身側（手心朝下），雙手分別朝上、下伸展，伸展肩膀及背部肌肉。維持6~8秒，然後兩手交換。每邊至少各做2次。下背部保持放鬆、平貼的姿勢，下顎也要放鬆。

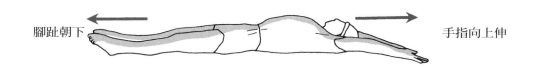

腳趾朝下　　　　　　　　　　　　　　　　　　　　　手指向上伸

　　接下來，雙腿放下伸直，在感覺舒服的範圍內，手腳朝相反方向盡量伸長。5秒後放鬆。

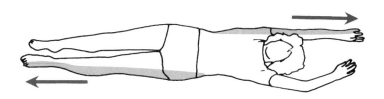

　　然後是斜對角伸展。左腳趾往下壓、右手朝上，在舒服的範圍內朝相反方向盡量伸展。維持5秒，放鬆。然後換右腳和左手，方法一樣，維持5秒，然後放鬆。

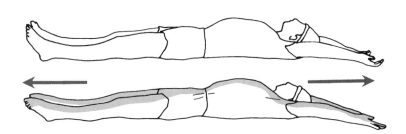

　　接下來，再一次同時伸展雙手和雙腳，維持5秒，放鬆。這個動作除可放鬆肋骨部位和腹部的肌肉，也能伸展到脊椎、肩膀、手臂、腳踝及腳板。

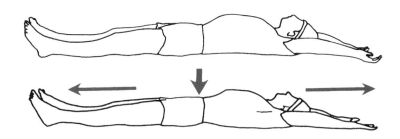

　　這個動作的變化動作是，在伸展的時候收小腹。你會覺得自己變苗條了，同時也可以活動內臟。重複所有動作3次，可以減少肌肉緊張、放鬆脊椎及全身肌肉，在最短的時間內達到全身放鬆的目的，非常適合在睡前做。

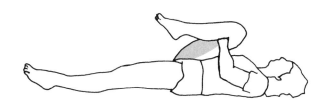

　　雙手環抱於右膝後，將右腿朝胸口拉，頭盡量貼在地面不要起來，但不必勉強。先輕鬆伸展5~15秒，然後換邊，把左腳往胸口拉。注意，下背部一定要平貼地面。如果沒有伸展到的感覺，也沒關係，只要覺得舒服就可以了。這個動作對你的腿、腳和背都很好。

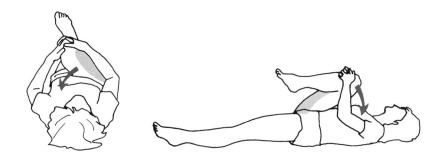

變化動作1：先把膝蓋往胸口拉，再朝對向的肩膀拉（右膝朝左肩），這樣可以伸展到右臀外側的肌肉。輕鬆伸展5~15秒，然後換邊做。

變化動作2：平躺，慢慢把右膝朝右肩方向拉。兩手抱在右大腿後側、膝蓋上方的位置，停住10~20秒，維持深呼吸，不要閉氣。做完換邊。

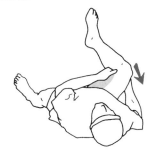

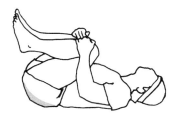
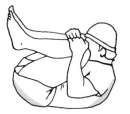

　　做完之後，同時把雙腿朝胸口拉。頭先貼地，然後抬起來朝膝蓋靠近。

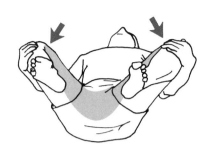

平躺，雙腳膝蓋朝胸口彎曲，雙手握住雙膝下方，慢慢往外撐開，伸展鼠蹊部和大腿內側。維持10秒。可以放一個小枕頭在頭下躺平，或抬起頭朝雙腳之間看出去也行。

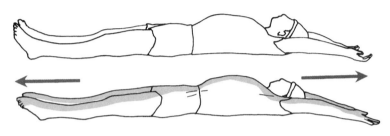

再做一次手腳朝上下同時延伸的動作，伸展之後放鬆。

下背部及臀部外側的伸展

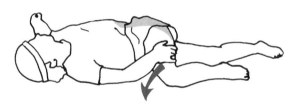

屈左膝成九十度，右腿伸直。右手放在左大腿上（膝蓋上方一點），將左腿往右邊拉。左手伸直，臉向左轉，朝左手的方向看（頭不可離地）。然後用右手把左腿往地面方向拉，至下背和臀部外側有伸展的感覺時停住，放鬆腳板和腳踝，背部還是要平貼地面。輕鬆伸展5~15秒，做完換邊。

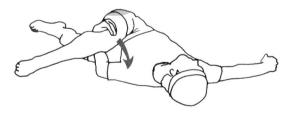

想進一步做臀部伸展的話，左手可以握住大腿下方，把右膝朝左肩方向拉，到有伸展的感覺時停住，兩邊肩膀都要平貼地面，然後維持5~15秒。換邊再做。

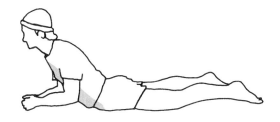

俯臥背部伸展

俯臥（肚子貼地），手肘放在肩膀正下方，撐起上半身。這時背部中段到下背部會有伸展的感覺。下半身平貼地面，維持5~10秒。動作重複2~3次。

最後，像胎兒一樣，替背部系列的動作做個總結——屈膝側臥，頭枕在交疊的雙手上，整個人放鬆。

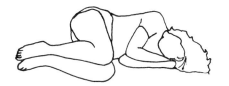

背部輕鬆伸展摘要

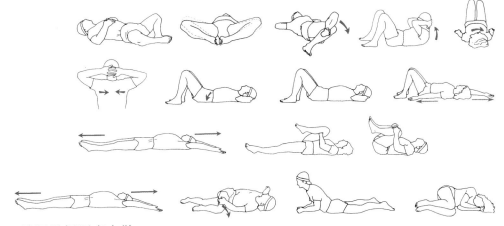

請照這個順序來做

學習聆聽身體的聲音。伸展時如果覺得越來越緊甚至會痛，那就是身體在告訴你，這樣不大對勁，再繼續下去就會有問題。發生這種情況的話，慢慢把伸展的程度往回拉一點，讓身體覺得舒服。

腿、腳、踝的伸展

旋轉腳踝

用手輕輕扶住腳，先順時針、再逆時針方向轉動腳踝，盡量做到充分轉動，才能慢慢放鬆腳踝附近的韌帶。兩隻腳順、逆時針各轉 10~20 圈，看看左右兩腳腳踝的緊繃程度和可動範圍有沒有什麼不同。曾經扭傷過的腳踝可能會比較弱，相對也會比較緊，但是我們通常不容易發現，只有分別檢視雙腳，做個比較，才會知道。

接下來，慢慢把腳趾朝身體方向拉近，伸展腳掌上方和腳趾肌腱，輕鬆拉 10 秒。重複 2~3 次。換邊再做。這個伸展姿勢同時也能放鬆腳底的肌肉（足底筋膜）。

伸展大腳趾

兩手大拇指分別按住兩腳大腳趾底部（就是腳趾和腳掌交界的地方），食指微彎，蓋在大腳趾指甲上，用這兩隻指頭前後搖動大腳趾 15~20 秒，然後依順時針及逆時針方向轉動大腳趾各 10~15 秒。要逐漸增加大腳趾的活動範圍，這個方法對於加強或保持這個部位的靈活度及血液循環都有很大的幫助。

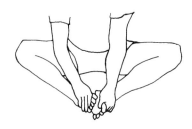

用兩手大拇指上下按摩左右腳弓。再加點力道，用劃圈的方式按摩，幫助肌肉放鬆。這個動作可以紓解腳部的壓力，讓它不再僵硬緊繃。

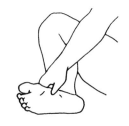

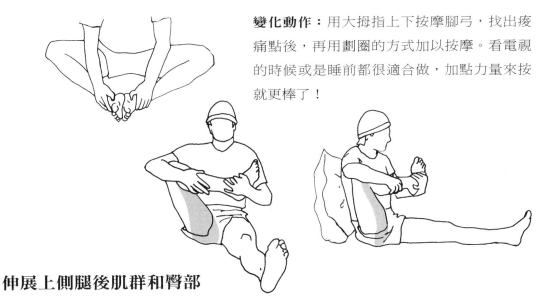

變化動作：用大拇指上下按摩腳弓，找出痠痛點後，再用劃圈的方式加以按摩。看電視的時候或是睡前都很適合做，加點力量來按就更棒了！

伸展上側腿後肌群和臀部

　　將左腳伸直，左手扶右腳踝外側、右手環抱右腿彎曲的膝蓋，把右大腿和小腿一起往胸口拉，此時右腳的大腿後側應該會有伸展到的感覺。背部可以靠著牆來增加穩定度，維持5~15秒。注意：一定要整條腿一起拉，不能只拉小腿，這樣膝蓋才不會承受所有壓力。接著慢慢再把腿朝胸口拉得更近一點，做進階伸展10秒。兩腿都做——兩邊的柔軟度是不是有差別呢？

　　對有些人來說，做以上動作可能還沒有伸展到的感覺。如果是這樣，那就按照下面的方法做。

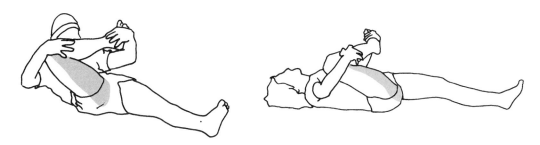

　　先躺下，然後抬起頭，用上述的方法慢慢把腿朝胸口拉，輕鬆伸展臀部和上側腿後肌群，維持5~15秒。對於柔軟度比較好的人來說，要躺平做比較能感受到腿後肌群的伸展。兩邊都要做，然後比較有什麼不同。

實驗：比較抬頭做和躺平做的差別在哪裡。千萬別忘記：每次做伸展都要在自己能力許可的範圍內。可以在頭下面墊個小枕頭，會覺得比較舒服。

仰臥，屈右膝，右小腿外側靠在左膝上，雙手抱住左膝下緣，慢慢將腿朝胸口拉近，這樣會伸展到臀部的肌肉（梨狀肌）。維持 10~20 秒，然後換邊做。伸展的時候把頭抬離地面，朝正前方看。做動作的時候用較慢的速度深呼吸。

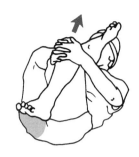

PNF 技巧： 收縮－放鬆－伸展。開始的動作是一樣的，但這次左腳必須先抵抗雙手往胸口拉的力量、向下用力（收縮）4~5 秒，再來跟剛才的動作一樣放鬆 10~20 秒。這麼做對梨狀肌的伸展很有幫助。

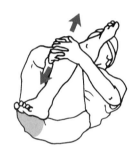

身體朝左側躺，用左手支撐頭部，右手握住右腳腳背（腳趾和腳踝之間），把右腳跟朝右臀部的方向拉。這個動作可以伸展腳踝和股四頭肌（大腿前側）。輕鬆伸展 10 秒。

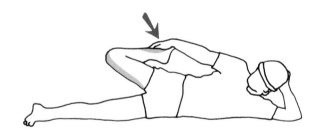

接下來收縮右大腿肌肉（股四頭肌），右髖部向前推，右腳頂住右手。這個動作可以伸展大腿前側的肌肉，同時放鬆腿後肌群。輕鬆伸展 10 秒，整個身體要呈一直線。右腳做完換左腳（這個動作同時也會伸展到肩膀前方的肌肉）。剛開始，你可能撐不了多久，不過只要動作正確，不用擔心柔軟度不夠或姿勢不好看，只要常練習，柔軟度自然會變好。我喜歡在做完 62 頁最上面的動作之後接著做這個動作。

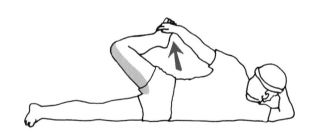

注意： 不要過度伸展到讓膝蓋覺得痛，切記要好好保護自己。

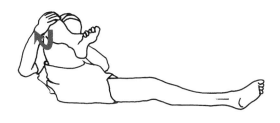

伸展髂脛束

　　向左側躺，右手由外側握住右小腿前面、膝蓋下方位置。以膝蓋為支點，小腿先在胸前劃圈，然後慢慢往身體後側方向移，並將右手下移，換握右腳踝上方。

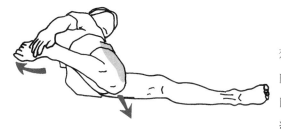

　　所以你現在的姿勢應該跟左圖一樣。想伸展髂脛束的話，在右膝朝內側地板方向用力的同時，右手要把右腳跟朝右臀方向輕拉。這時大腿外側會有伸展的感覺，維持10~15秒。做完換邊。

> 如果做的時候覺得膝蓋會痛，趕快停下來。可以改做79頁的伸展練習。

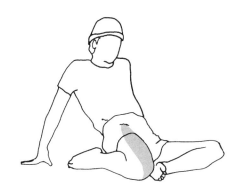

股四頭肌坐姿伸展

　　右腳屈膝坐下，腳跟位於右臀外側。左腳屈膝，腳底緊挨著右大腿內側（也可以讓左腳朝前伸直）。

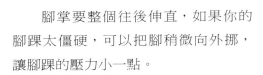

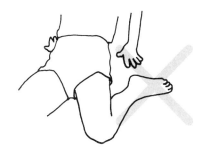

　　腳掌要整個往後伸直，如果你的腳踝太僵硬，可以把腳稍微向外挪，讓腳踝的壓力小一點。

　　做這個動作時，腳掌不可以朝外側攤開，一定要完全朝後，壓力才不會都落在膝蓋內側。腳越往外攤，膝蓋承受的壓力就越大。

接下來,身體稍微向後躺,用雙手來支撐、幫忙平衡,在感受到一點伸展的感覺時停住,維持輕鬆伸展5~15秒。

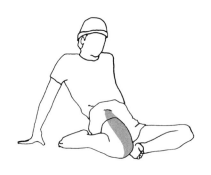

有些人可能身體要再多往後躺一點才有伸展的感覺,有些人則可能根本還沒向後躺就已經覺得緊繃了。隨時注意自己的感覺,不要一味追求極限。

注意膝蓋不要離開地面。如果你的膝蓋翹起來,你可能是身體太往後了,或是過度伸展。放輕鬆一點。

> 只做舒服的伸展,注意不要過度。

接下來,小心控制伸展的程度,慢慢從輕鬆伸展增加強度變成進階伸展,維持10秒不動,做完慢慢結束動作。然後換邊,伸展左大腿。

感受到兩邊的不同了嗎?是不是有一邊做起來比較輕鬆?

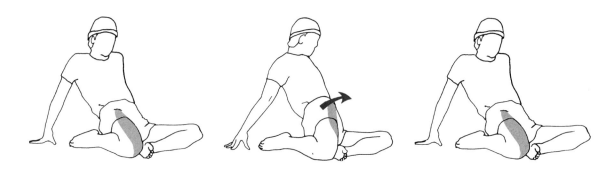

做完股四頭肌的伸展之後,把右邊髖部朝左邊扭轉,練習縮緊臀部。這個動作不僅會伸展到鼠蹊部附近的肌肉(髂腰肌),連帶也能使大腿上方的肌肉獲得較全面的伸展。臀肌收縮5~8秒後,放鬆回原位,換伸展股四頭肌10~15秒。目標是希望做到伸展時兩邊臀部都不離地。做完換邊。

注意:先做股四頭肌的伸展,再做轉動髖部的練習,因為臀肌的收縮會讓最後的股四頭肌伸展做起來有不同的感覺。

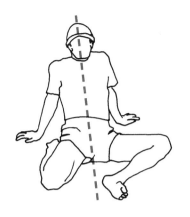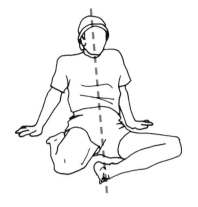

　　如果做的時候覺得膝蓋會痛，可以把屈膝的那隻腳朝身體的中線拉近一點，這樣就會覺得比較舒服，能舒緩膝蓋所承受的壓力。不過如果還是一直覺得痛，那就先不要做了。

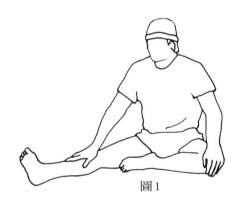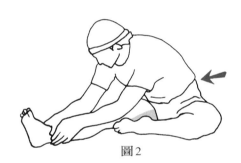

圖1　　　　　　　　　　　圖2

腿後肌群伸展

　　接下來，把做完股四頭肌伸展的右腳伸直，準備做腿後肌群的伸展。左腳屈膝朝內，腳底輕輕抵住右大腿內側，也就是一腳打直、一腳屈膝的姿勢（圖1）。然後由臀部出力前推、朝右腳方向彎曲身體（圖2），感覺腿後肌群伸展到了，就停住，維持5~15秒。等到那股些微的緊繃感消失了，再往前彎一點做進階伸展，呼氣，維持10秒。呼吸要有節奏。然後換邊，用一樣的方式伸展左腳。

　　做腿後肌群伸展時，伸直的那隻腳腳尖要朝上，腳踝和腳趾放鬆。大腿前方的股四頭肌必須是柔軟的（放鬆狀態）。身體前伸時往前看，不要低頭。

　　先做股四頭肌、再做腿後肌群的伸展，伸展腿後肌群會比較容易。

如果手碰不到腳掌，可以用毛巾或彈力橡皮帶來幫忙。

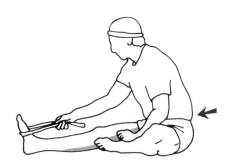

要習慣做這些基本伸展的變化動作，因為不同的變化動作讓你用不同角度去體驗自己的身體。而伸展角度之間的轉換，不管多麼細微，都能幫助你提高對身體的自覺，了解伸展的無限可能。

變化動作：身體朝右，左手碰觸右大腿外側，右手朝外撐地維持平衡。這個動作可以伸展到上背部肌肉、脊椎、一邊的下背部和腿後肌群。若想變換動作，可以把左側鼠蹊部稍微往內轉，眼睛沿右肩方向往後看，這樣就可以伸展到下背部和兩邊肩胛間的肌肉。輕鬆呼吸，不要閉氣，維持10~15秒。

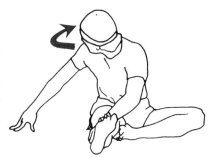

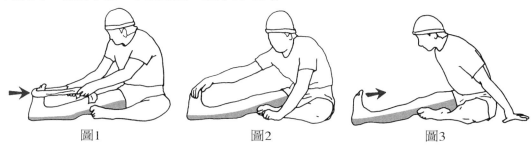

圖1　　　　　　　　圖2　　　　　　　　圖3

要伸展小腿後側（小腿肌肉及比目魚肌），可以用一條毛巾繞過腳掌上段，把腳趾往膝蓋的方向拉（圖1），柔軟度比較好的人可以用手拉（圖2），或是不用手幫忙、直接勾腳讓腳尖往膝蓋靠近，身體微微前傾，伸展小腿肌肉（圖3），維持10~20秒。

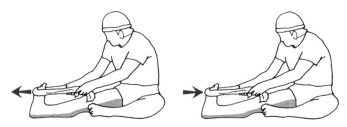

PNF技巧：收縮－放鬆－伸展。先跟毛巾的力量對抗，在毛巾往膝蓋方向拉的同時，腳底朝反方向用力，讓肌肉收縮，撐4~5秒。接著放鬆，用毛巾把腳往膝蓋方向拉，維持5~15秒。

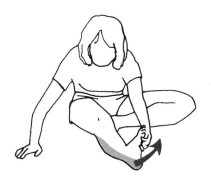

伸展小腿外側肌肉

用左手抓住右腳腳掌外側，然後把右腳腳掌朝內轉，就會伸展到右小腿外側。這個動作可以把腿伸直來做；柔軟度不夠、腿伸直碰不到腳掌外側的話，也可以屈膝做。腿伸直的時候，股四頭肌應該是柔軟、放鬆的。輕鬆伸展10秒。

> 在做所有的坐姿伸展時，千萬不可以把膝蓋鎖死（膝蓋太過緊繃僵硬）。不管是什麼動作，伸直的那隻腳的大腿前側肌肉（股四頭肌）都應該是放鬆的，如果沒放鬆，腿後肌群就不可能有效伸展。

腿、腳、踝的伸展摘要

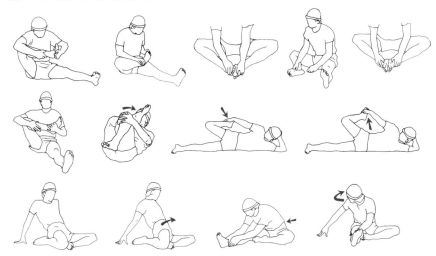

請照這個順序來做

> 伸展時來回晃動對於放鬆肌肉沒有幫助，反而會讓肌肉變得更緊。比如說，你把身體往前伸，想摸到腳趾，所以身體往腳趾的方向來回晃動4~5次，過了幾分鐘，你再試一次同樣的動作，可能會發現：怎麼你的手離腳趾更遠了呢？這是因為每一次的來回晃動都會啟動伸張反射，結果反而把你想藉伸展來放鬆的肌肉弄得更加緊張。

背部及肩臂的伸展

有很多伸展動作能幫忙釋放上半身的緊張壓力、增進柔軟度。下面大部分的坐姿及立姿伸展隨時隨地都可以練習。

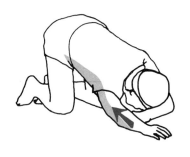

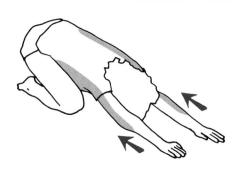

上半身緊繃，大部分時候是來自於生活中的壓力；有些肌肉發達的運動員則是因為忽略了上半身的伸展，所以肌肉顯得僵硬。

前臂及腕部伸展

屈膝趴下，雙手前伸，手掌微微用力下壓，手臂伸直，身體向後拉。

這個動作可以單手做，也可以雙手一起做。單手的話，可以比較精確地控制力量，先徹底做好單側伸展。你的肩膀、手臂、闊背肌、側背、上背部，甚至下背部都會有伸展的感覺。第一次練習的人可能只有肩膀和手臂有感覺，隨著練習的次數增加，慢慢就會感受到其他部位的伸展；可以稍微挪動一下臀部來增減伸展的程度。不要勉強，記得要放鬆，動作維持 15 秒。

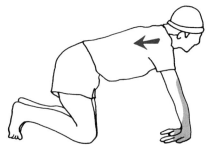

雙手、雙膝撐地，大拇指在外側、四指朝膝蓋方向。身體往後推，伸展前臂內側時，手掌要整個平貼地面，輕鬆伸展 5~15 秒。然後放鬆，再做 1 次。很多人會覺得這個部位很緊繃。

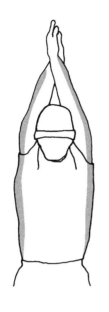

立姿上身伸展

　　雙臂高舉過頭，雙手手掌交疊，微微後仰、向上伸展，伸展時吸氣。動作維持5~8秒，輕鬆呼吸。

　　這個動作對於手臂外側、肩膀和肋骨附近肌肉的伸展很有幫助，隨時隨地都可以做一下來紓解緊張壓力，創造放鬆、舒適的感覺。

注意：伸展時下巴要放鬆，深呼吸。

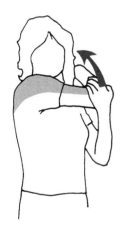

　　若要伸展肩膀和上背部中間的肌肉，可以把一邊的手肘橫過胸前，朝另一邊的肩膀拉，維持10秒。

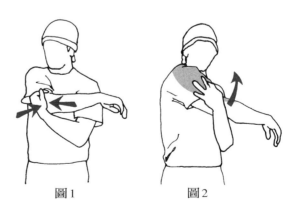

圖1　　　　　圖2

PNF技巧： 收縮－放鬆－伸展。站立，腳微彎，左手握住右手肘正上方，右手朝右用力，抵抗左手拉近身體的力量，讓這樣的等長收縮維持3~4秒（圖1）。放鬆之後，左手引導右手臂橫過胸前、朝左肩方向拉，這時右邊肩膀外側和上手臂會有很舒服、伸展到的感覺（圖2），維持10秒。做完換邊。

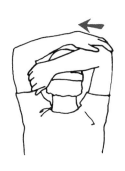 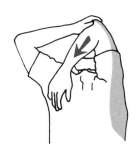

伸展三頭肌和肩膀上部

雙手手臂過頭,左手握住右手手肘,將右手往頭的後面拉,就會有伸展的感覺。動作慢一點,維持15秒。不要閉氣。做完之後換邊,是不是有一邊覺得比較緊?這是放鬆手臂和肩膀一個很好的開始,走路時也可以做。

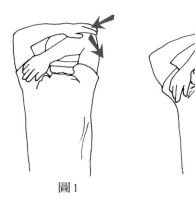

圖1　　　　　　　　圖2

PNF技巧:收縮-放鬆-伸展。站立,雙膝微彎,兩腳打開同肩寬。左手握住右手肘,右手向右下方用力、抵抗左手拉的力量(等長收縮)3~4秒(圖1)。放鬆後,如先前動作:用左手把右手向頭後方輕拉,至右上臂有伸展到的感覺為止(圖2),維持5~15秒。做完換邊。

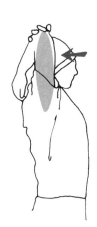

站立,膝蓋微彎,右手肘彎曲過頭,左手握住右手肘。想伸展到腋下和肩膀的話,就用後腦勺抵住右手的力量,有伸展的感覺時停住,維持10~15秒。做完換邊。

變化動作:站立,雙膝微彎,左手於頭後方握住右手肘向左拉,身體同時由臀部開始向左側傾,維持10秒,做完換邊。膝蓋要微彎才能保持平衡,不要閉氣。

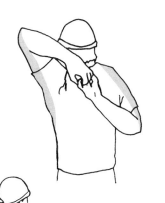

另一種肩膀伸展動作

左手在頭後盡量往下伸，可以的話，去抓由下往上伸（手掌朝外）的右手。雙手手指相扣，維持5~10秒。如果你的兩隻手沒辦法互碰，可以選用以下方法：

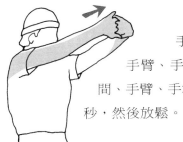

請人幫你把兩隻手慢慢拉近，到你有輕微伸展的感覺時，就停在那兒。不要拉過頭。即使兩隻手碰不到，用這個方式還是可以達到伸展的效果。記住，量力而為。

也可以使用毛巾輔助。彎曲的左手把毛巾朝下伸，右手從下而上抓住毛巾底端，然後沿著毛巾往上爬至適當位置，然後再把左手往下拉。

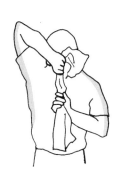

每天這樣好好做伸展，一陣子之後就可以不假外力了。這個動作可以紓解肌肉緊繃，增進柔軟度。覺得累的時候做一下，可以讓你的上半身活力再現。

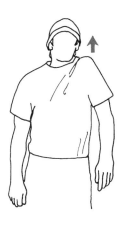

手往前舉，約肩膀高，雙手手指交握，反掌讓手心朝外。手臂、手掌一起往前推，感受肩膀、上背中間、手臂、手掌、指頭和手腕的伸展。輕鬆伸展15秒，然後放鬆。再重複1次。

聳單肩

肩膀放鬆、自然垂下。左肩朝左耳朵方向提起，維持3~5秒。放鬆、垂肩，然後換邊。這個動作對紓解肩膀緊張很有幫助。

聳肩

PNF技巧：收縮－放鬆－伸展。首先，兩邊肩膀朝耳朵方向往上抬，到脖子和肩膀感受到些微的緊繃感時停住，維持5秒，然後放鬆、肩膀自然下垂。心裡默念：「抬起、放下」。

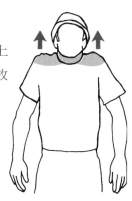

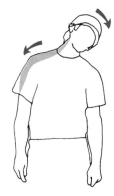

然後頭往左傾的同時，右肩微朝下拉，維持輕鬆伸展5秒鐘。換邊再做。

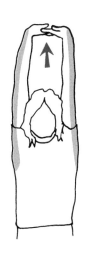

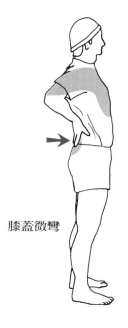

膝蓋微彎

現在雙手高舉過頭，手指交握、掌心朝上，略朝後將手往上推。手臂、肩膀和上背都會有伸展的感覺。維持15秒，不要閉氣。這個動作隨時隨地都可以做，對彎腰駝背的人尤其有幫助。做的時候深呼吸。

站立，膝蓋微彎，手掌貼於下背部，手指朝下。手掌輕輕朝前推，讓下背部往前伸展，維持10秒。重複2次。在久坐之後可以做這個動作伸展一下，記得不要閉氣。

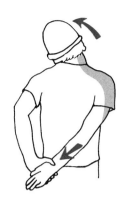

伸展頸部側面肌肉

左手在背後把右手往左拉，同時頭朝左肩方向傾斜。輕鬆伸展5~10秒，做完換邊。

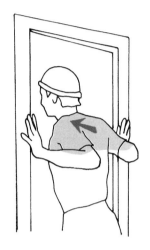

站在打開的門前，雙手約與肩膀同高、撐住兩側門框。上身前傾，至手臂和胸口有伸展到的感覺時停住。做這個動作時要抬頭挺胸，膝蓋微彎。維持15秒。

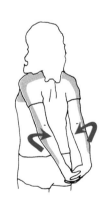

兩手在背後交握。伸直雙臂時微微朝內轉動手肘，這樣可以伸展到肩膀、手臂及胸口。維持5~10秒。

如果覺得剛才那個動作太簡單，把交握的雙手往上抬，直到覺得手臂、肩膀和胸口有伸展的感覺為止，輕鬆伸展5~10秒。如果你會彎腰駝背，做這個動作會很有幫助。做的時候記得要挺胸、收下巴。這個動作隨時都可以練習。

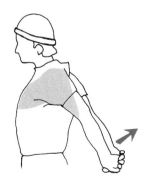

背部及肩臂的伸展摘要

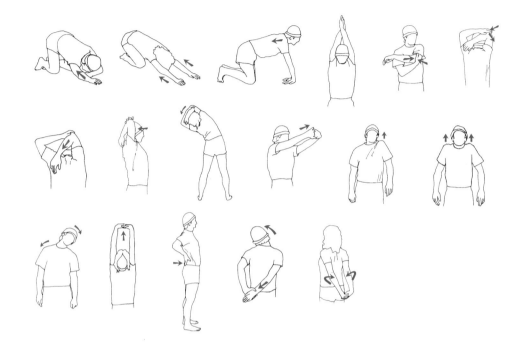

請照這個順序來做，要規律練習

伸展寧可不及，也不要太過。永遠伸展
到你還可以再多一點點的位置，而不是
伸展到最大限度。

腿部伸展系列動作

正坐

這是對腳部很有幫助的伸展動作。腿部、雙腳和鼠蹊部都可用這個姿勢來做伸展。

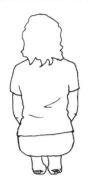

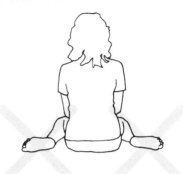

這個姿勢可以伸展膝蓋、腳踝及股四頭肌，同時也可以放鬆小腿，有助於進一步的伸展。

雙腿不可以外開，否則膝蓋內側韌帶會過度伸展。

注意： 如果你的膝蓋有問題，跪坐的時候要非常小心。慢慢來、控制好姿勢，如果會痛就不要做。

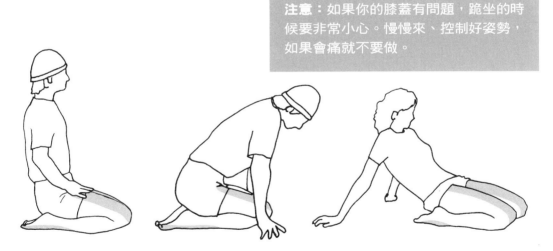

大部分的女性正坐並不會有很明顯的伸展感覺，不過對於筋骨比較硬的人，特別是男性，做這個動作會讓你知道自己的腳踝有多緊。如果覺得做起來很勉強，身體可以稍微朝前、雙手撐在雙腿外側幫忙平衡，調整一下自己的姿勢，至少維持10~30秒。如果感到緊繃，不要過度伸展。規律練習會讓你的柔軟度慢慢進步，幾個禮拜之內，就能感受到腳踝的柔軟度變好了。

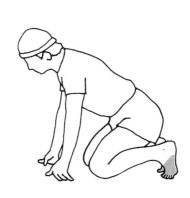
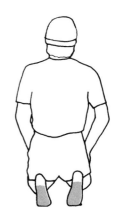

變化動作：若要伸展腳趾和腳底板（足底筋膜），正坐時踮腳，雙手撐地保持平衡。如果想進一步伸展，身體慢慢往後傾，到自己覺得可以的程度就好，不要過度伸展。輕鬆伸展 5~10 秒，做的時候要小心，因為腳底、腳趾這些部位可能會比較緊繃。一定要有耐性，藉著規律練習讓身體習慣改變。做完這個伸展動作再回復到正坐姿勢。

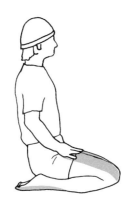

> 隨著年紀增長，或久未運動，小腿、腳踝和腳弓可能已經累積了極大的壓力。若突然要開始運動，很容易就會痠痛，解決的辦法是在運動前後都做伸展。

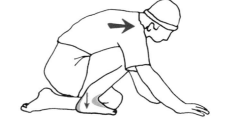

腳踝及阿基里斯腱的伸展

右腳改成蹲姿，腳趾與左膝大致齊平，腳跟先離地約 1~2 公分，然後腳跟落地，上身從胸口到肩膀傾身向前。重量放在大腿上（膝蓋正上方的位置）。這個動作的重點不在腳跟，而是利用身體往前時肩膀加在大腿上的力量，來伸展阿基里斯腱。做的時候要小心，阿基里斯腱只能用很輕的力道來伸展，維持 5~10 秒。

這個動作對於緊繃的腳踝和腳弓很有幫助，兩腳都要記得做。兩邊柔軟度不一樣是正常的。

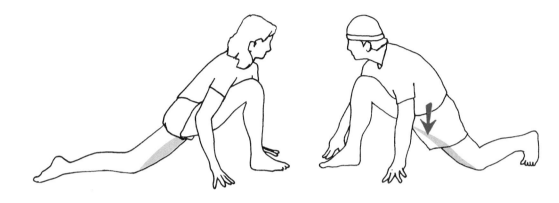

伸展前胯到大腿內側的肌肉

　　要伸展前胯到大腿內側的肌肉（髂腰肌），可將右腳向前跨一大步，讓膝蓋與腳踝呈一直線、與地面垂直，左腳膝蓋著地，腳背平伸或踮腳均可。兩腳維持不動，身體重心往下壓，輕鬆伸展10~20秒。左大腿前方內側的肌肉會有伸展的感覺，有時候甚至還會伸展到腿後肌群和鼠蹊部。換邊再做。

　　做上個動作時，彎曲腳的膝蓋不可以超過腳踝，因為這樣臀部和大腿內側無法徹底伸展。後腳膝蓋和前腳腳踝的距離越遠，越容易把這個動作做好。

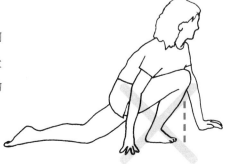

變化動作：左臀慢慢朝內轉，變換伸展的部位。只要角度稍微不一樣，就可以伸展到旁邊的肌肉。輕鬆伸展5~15秒。換邊再做。這個動作對臀部、下背和鼠蹊附近的肌肉都有幫助。還可以同時轉頭從肩膀上面往後看，伸展頸部和上背部。

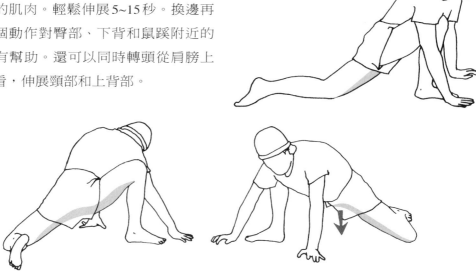

從前一動作出發，也可以把右大腿內側的伸展獨立出來做。屈膝，把左腳往內收，讓膝蓋呈直角。然後把右肩從右膝上移開，手在面前撐地維持穩定。下半身的重心下壓，伸展右腿內側的肌肉（鼠蹊部）。左膝和右腳都不要移動，右膝一定要保持在腳踝正上方。輕鬆伸展5~15秒。然後換邊。

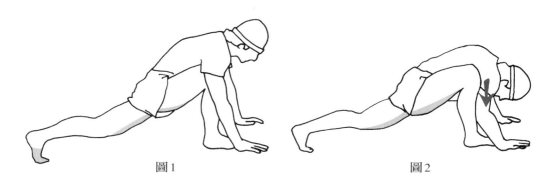

圖1　　　　　　　　　　　　　　　圖2

增進髖部柔軟度的妙方：右膝維持在腳踝正上方，把左腳的重量移到左腳趾和前腳掌上（圖1），左腿伸直，輕鬆伸展15~20秒。髖部下壓至有伸展的感覺，用手來維持平衡。這個動作可以伸展到鼠蹊部、腿後肌群、臀部，甚至是左膝後方的肌肉。然後換邊再做。

另一種做法是，上半身在右腳內側慢慢下壓（圖2），維持輕鬆伸展10~15秒。

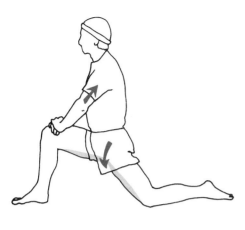

你也可以像左圖一樣，維持上半身挺直，同時做骨盆部位的伸展。右腳前踏，右膝與腳踝呈一直線、垂直地面，左膝平貼地面。雙手交疊放在右腿近膝蓋處。雙手用力前抵，保持上身挺直，身體的重心下壓，伸展你的鼠蹊部和大腿。這個動作對大腿內側肌肉（髂腰肌）的伸展很有幫助，同時也能伸展到下背部。維持5~15秒，然後換邊做。

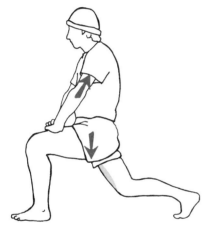

動作跟剛才一樣，但這次後腳膝蓋離地、用前腳掌來支撐重量，後腿半彎。這個動作能更進一步增進骨盆及髖部附近的柔軟度。維持5~15秒，然後兩腳交換。這個姿勢讓你可以同時練習平衡和伸展。跟剛才的動作一樣，下半身重心下壓時，上半身保持挺直。

腿部伸展系列動作摘要

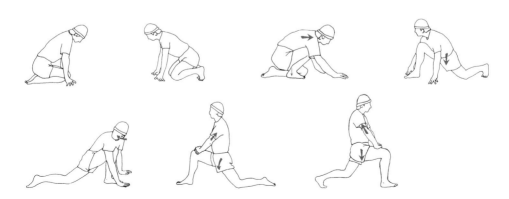

請照這個順序來做

下背、臀、鼠蹊部及腿後肌群的伸展

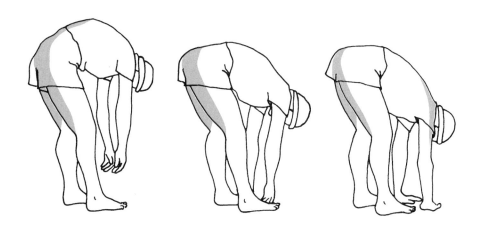

站立前彎

　　雙腳打開約肩膀寬，腳尖朝正前方。由臀部開始，上身慢慢向前彎，膝蓋保持微彎，這樣下背部才不會承受太大壓力。脖子和手臂自然放鬆，彎到腿後側有一點緊繃感時停住，伸展5~15秒，直到身體完全放鬆，意念集中在伸展的部位。腿不要完全打直（這樣膝蓋會很僵硬），也不要借助晃動的力量來彎得更低，輕鬆伸展就好。

憑感覺來伸展，不要追求極限。

　　這個伸展主要是作用在腿後肌群和膝蓋後側，背部的伸展次之。

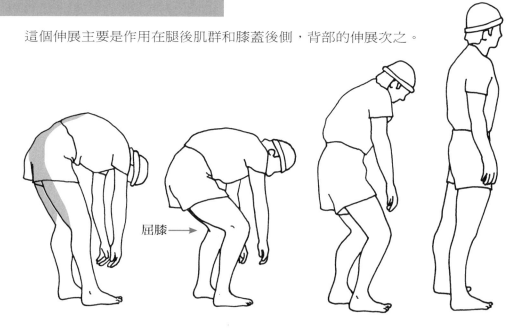

屈膝 →

恢復直立姿勢重點：有彎腰的動作時，切記膝蓋要微彎（約2~3公分的幅度），才不會讓下背部承受過大的壓力。回復站立姿勢時，出力的部位是大腿的大肌肉，而非下背部的小肌肉。另外，站立時，腿永遠不要完全伸直、會鎖住膝蓋。

同樣的規則也適用於從地上搬起重物的時候（見226頁，保護你的背）。

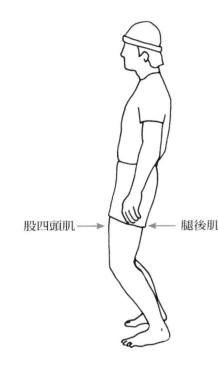

股四頭肌 →　　　← 腿後肌群

> 伸展的目的是讓自己變得更柔軟，不必跟別人比。你可能碰不到腳趾頭，但那一點也不重要。

PNF技巧：收縮－放鬆－伸展。雙腳打開與肩同寬，屈膝，腳跟平貼地面，腳趾朝正前方，維持30秒。這個動作是在收縮股四頭肌、放鬆腿後肌群。股四頭肌的重要功能是讓腿伸直，腿後肌群的基本功能則是讓膝蓋可以彎曲，因為兩者功用剛好相反，所以收縮股四頭肌正好可以放鬆腿後肌群。

保持屈膝姿勢時，感受一下自己大腿前後側的感覺是否不大一樣：股四頭肌應該堅硬、緊繃，而腿後肌群則應該柔軟、放鬆。腿後肌群先放鬆之後，接下來要伸展就會比較容易。

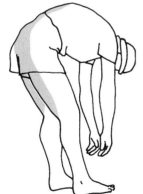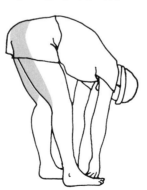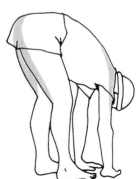

屈膝動作做完後，先站起來，再做剛才的彎身動作。記住膝蓋要微彎（約2公分），不要來回晃動。你應該會感覺到，比起剛才，這次可以多伸展一點了。維持5~15秒。

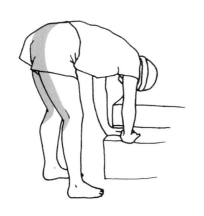

伸展的時候，一定要讓自己處在一個舒服、穩定的位置。假如你彎身（膝蓋微彎）還碰不到腳趾或腳踝（很多人都是這樣），可以把手撐在階梯或一疊書上，讓手來分攤身體重量，這樣就很容易做了。到底手該出多少力量來支撐，你可以自己感受一下，找出能輕鬆伸展的平衡點。

變化動作： 身體繼續往下彎（慢慢的！），兩手抓住小腿後側或腳踝，感覺自己在穩定的姿勢中很放鬆。這樣會加大腿部和背部伸展的範圍。動作不要做過頭，放鬆之後再伸展。膝蓋保持微彎。

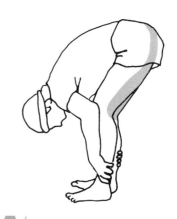

站起來時，膝蓋一定要微彎，以舒緩下背部壓力。

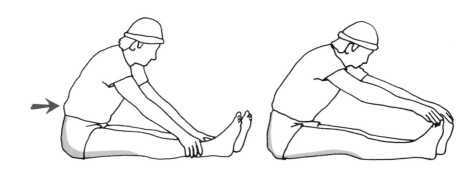

坐姿伸展

接著，坐下來，兩腿伸直分開不超過15公分，腳趾朝上。臀部出力，身體前傾，做輕鬆伸展5~15秒。伸展的部位應該是膝蓋後方或是大腿後側，如果你的背比較僵硬，下背部也會有伸展到的感覺。

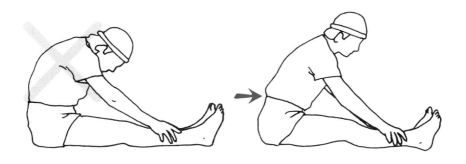

伸展時不要駝背、低頭,同時臀部也不能向後移動。

由髖關節往前推,背不要拱起來。

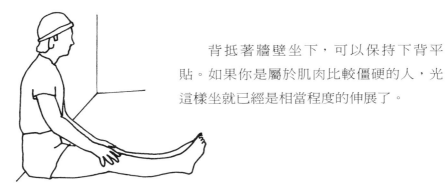

背抵著牆壁坐下,可以保持下背平貼。如果你是屬於肌肉比較僵硬的人,光這樣坐就已經是相當程度的伸展了。

如果你沒有辦法做這個動作,可以用毛巾幫忙。由臀部開始,讓身體前傾(慢慢的!),到達可以輕鬆伸展的程度,然後用手及手臂的力量把身體拉向前,接著,手指抓著毛巾繼續往前挪動,到覺得自己有伸展到的感覺為止。動作要小心,不要過度伸展。

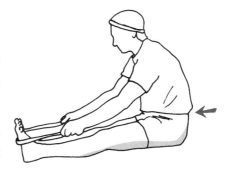

如果伸展時你的下背部感受到壓力,或是你原來下背部就有問題,請改做43頁和62頁的動作,會比較舒服。

兩腿伸直做坐姿伸展,或臀部往前、做立姿前彎時都要小心,不要過度伸展。兩腿後側肌肉緊繃的程度可能不一樣,如果下背部有問題,不要兩腿同時伸展。無論是一條腿特別僵硬,或兩條腿都很僵硬,躺下來兩腿分開做會比較簡單。

接下來，身體躺下仰臥，一腳由髖關節處抬起，腿上舉90°，下背部平貼地面，維持10~20秒，做完換腳。需要的話可以用手抱住大腿後側，加強伸展的程度。也可以用毛巾或是有彈性的橡皮帶繞過腳底，然後用兩手輕拉。不要伸展過度。可以在頭下面加個小枕頭讓自己舒服一點。

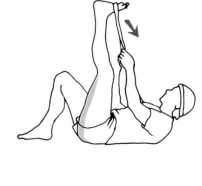

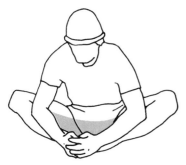
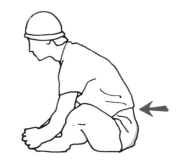

鼠蹊部伸展

兩腳腳底相對，合起來，雙手握住腳趾，由臀部開始前彎，在鼠蹊部有伸展的感覺時停住，這時背部可能也會有伸展到的感覺，維持20秒。身體前傾時不可以只彎頭或肩膀，一定要從髖關節往前推（見20頁）。兩手手肘放在小腿前方，保持姿勢的穩定和平衡。稍微收縮腹部肌肉，可以增加往前彎的柔軟度。

> 切記，不要為了想彎得低一點而來回晃動。前彎到可以舒服、放鬆做伸展的程度就可以了。

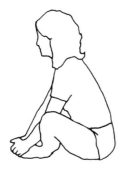
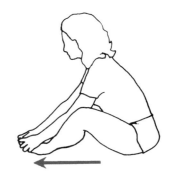

如果身體沒辦法往前彎，可能是你的腳跟太靠近鼠蹊部了。　　那就稍微把腳往前挪，這樣就容易一點了。

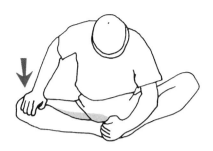

變化動作：鼠蹊部很緊的人可以用左手握住右腳，左手肘擱在左小腿內側，把左腿穩住。右手輕壓右腿內側（不是膝蓋），先伸展右邊的鼠蹊部。如果你的鼠蹊部比較緊，這種分邊伸展的方式不僅可以讓你增加柔軟度，膝蓋也比較容易貼近地板。維持10~15秒。兩腳都做。

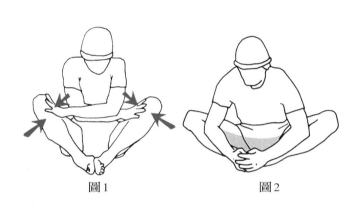

圖1　　　　圖2

PNF技巧：收縮－放鬆－伸展。兩手交叉，將大腿往外推，膝蓋往內，用的力量剛好夠讓鼠蹊部產生收縮就好（圖1）。保持這個姿勢4~5秒，然後放鬆，再用前頁的方式來伸展鼠蹊部（圖2）。這個動作可以幫助放鬆鼠蹊部的肌肉，對這部位有問題的運動員來說十分受用。

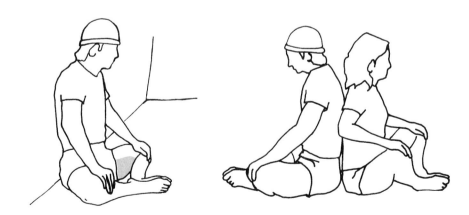

　　另一種伸展鼠蹊部肌肉的方法是背靠牆、沙發或其他可以支撐的東西坐下來，保持背脊正直，兩腳腳跟相合，手按著大腿內側輕輕向下壓（不是按膝蓋），直到你感覺到鼠蹊部肌肉能舒服、平均的伸展時停住。輕鬆伸展20~30秒。也可以找同伴背對背一起做這個動作，互相得到支撐。

如果你坐下來時兩條腿不容易交叉，接下來這些鼠蹊部伸展動作會慢慢讓你覺得盤腿變簡單了。

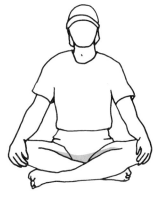
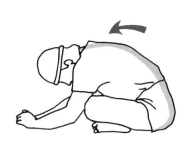

要伸展腿後側和內側肌肉，可採盤腿坐姿，身體前傾，到有伸展到的感覺時停住，可以的話讓雙手手肘向前伸，維持不動，放鬆。這對大多數人來說是很簡單的伸展動作，下背部會覺得很舒服。做的時候不要閉氣，伸展15~20秒。

變化動作：身體側前彎，這個動作對髖關節很好，傾身向前時記得要從髖關節往前推。

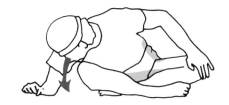

脊椎旋轉

旋轉脊椎的動作能伸展到上背部、下背部、髖關節兩側和肋骨附近的肌肉。這個動作可以讓你以後想轉頭往後看時，不必全身跟著一起轉。

坐下，右腳伸直，屈左膝，左腳跨過右腿，放在右腿外側。屈右肘，抵在左大腿外側靠近膝蓋處，手肘朝身體方向壓，讓左腿穩住。

左手在身體後側撐地，慢慢呼氣，轉頭從左肩朝後看，同時身體也朝左手方向轉。在轉動身體時，想像髖關節也跟著一起轉（因為有右肘保持左腿穩定，所以髖關節其實是不動的）。這個動作伸展的是下背部和臀部外側肌肉。維持5~15秒，做完換邊。放鬆、有節奏地深呼吸。

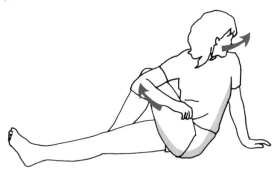

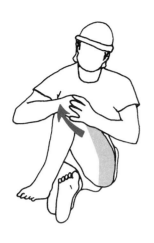

變化動作：把左膝往右邊肩膀的方向拉，到臀部側面肌肉有輕鬆伸展到的感覺時停住，維持10~15秒。做完換邊。

一般人習慣先從自己覺得比較容易、柔軟度比較好的那一邊開始做，而且時間也會比較長。結果柔軟度「好」的那邊，分到的時間比較多；柔軟度「不好」的那邊，分到的時間反而少。為了解決這個問題，伸展時請從比較僵硬的那邊開始，這樣兩側的柔軟度會比較平均。

下背、臀、鼠蹊部及腿後肌群的伸展

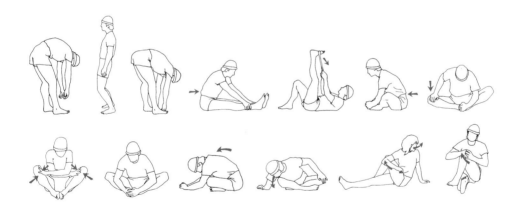

請照這個順序來做

現在，我們來複習一下基本的伸展技巧：

* 不要過度伸展，剛開始練習尤其要注意這一點。先稍微伸展，等到覺得放鬆了再進一步。
* 伸展時自己要覺得舒服。維持動作的時候，緊繃的感覺應該會慢慢減少。不要急著一次就做到自己的極限。
* 呼吸要慢、要深、要自然，往前彎的時候吐氣。伸展時動作不可做過頭，害自己不能正常呼吸。
* 不要來回晃動。來回晃動會讓你想放鬆的肌肉反而變得更緊繃。
* 伸展的時候要想著自己正在伸展的部位，去感受伸展。如果伸展的時候緊繃的感覺變得更強烈，那就是做過頭了。把動作往回調整一點，回到自己覺得舒服的姿勢。
* 柔軟度不是最重要的。只要專心學習正確的伸展，假以時日，柔軟度自然會變好（柔軟度只是伸展的多項副產品之一）。

其他該注意的事：

* 我們身體每天的狀況都不一樣。有些時候比較緊繃、有些時候比較放鬆。
* 多喝水。體內水分充足的話，肌肉比較容易伸展開來。
* 可以透過動作來控制自己的感覺。
* 規律是伸展最重要的因素之一。經常做伸展，自然而然你的活動力就會增加，體格也會比較好。
* 不要跟別人比。你的柔軟度再差都不能當作放棄伸展的藉口。
* 適當的伸展，意思就是在自己的能力範圍內放鬆地伸展，不必計較別人做得到，自己卻做不到。
* 伸展讓你的身體做好準備，進行接下來的活動。
* 隨時隨地都可以做伸展。做完伸展總是會給你舒服的感覺。

背、臀及腿部伸展

做背部伸展時應該選在堅實但不要太硬的地面，因為太硬的地面會讓你無法放鬆。稍軟的地毯或稍硬的墊子都可以。

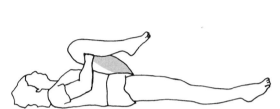

仰臥，用雙手將左腿拉至胸前，頭盡量貼住地面，但做不到也不必勉強，可以墊個小枕頭在頭下面。右腳盡量伸直，但膝蓋記得保持微彎。維持30秒，做完換腳。透過這個動作可以慢慢放鬆背部和腿後肌群。

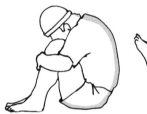 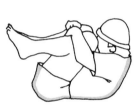 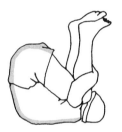

背滾

　　不要在硬的地面做這個動作。坐下，雙手抱雙膝、往胸前拉，然後用背當支點來回滾動，滾動的時候記得收下巴。這個動作能讓脊椎旁邊的肌肉獲得更好的伸展。滾動時要稍微控制力量，讓力量均勻分布。來回滾動4~8次，或做到背部肌肉比較鬆了再停止。慢慢做，不要急。頸部有問題者要特別小心。

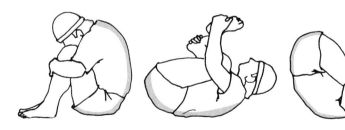

　　接下來是兩腳交叉後滾。滾的姿勢跟之前一樣，但這次往後滾時兩腳交叉，同時把腳掌（抓住外緣）向胸口拉近。然後放鬆交叉的雙腳，回滾成坐姿（每次開始後滾時雙腳不要交叉）。每次後滾時交叉的兩腳內外互換，這樣向後滾時背部兩邊才能平均伸展。做6~8次。

注意：如果你背部的肌肉非常緊，開始伸展的
時候不要做過頭，先把技巧和平衡感練好，慢
慢把雙腳朝胸口拉。心裡想著要放鬆。

　　伸展背部的時候不要急。做每個動作都要專注，伸展的程度以自己覺得舒服為
準，不要虐待自己。

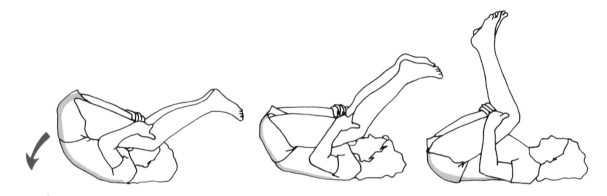

　　兩手分別抱住雙膝後方，雙腳高舉過頭，然後下背部慢慢往後貼近地面。一開始
你可能會控制不了速度，背部很快就著地了，但是經過練習，背部會變得比較靈活，
動作自然能放慢，脊椎可以一節節地慢慢貼地。

　　下背部著地時，膝蓋要維持彎曲。用手掌和前臂幫忙穩住雙腿，這樣可讓背部下
去的速度比較好控制。頭要貼地，剛開始往後時，頭可能會稍微抬起，以保持平衡。

　　這個動作可以檢視自己背部的肌肉是否僵硬。哪一段最難慢慢放下，那個地方就
是最緊繃的，不過只要每天花一點時間加以練習，僵硬的狀況就可改善。

注意：如果你的頸部或下背部有問題，做這些
伸展和變化動作的時候要特別注意。對很多人
來說，這些動作的難度滿高的，如果覺得不想
做也不必勉強。

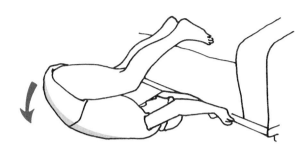

> 凡事不要過度，要循序漸進 慢慢增加身體的幸福感。

蹲下

連續站或坐幾個小時，任誰都會覺得累。這時，蹲下這個姿勢就可以幫助我們紓解壓力。

從站立的姿勢往下蹲，兩腳腳底平貼地面，腳趾向外斜開約15度，兩腳腳跟相距10~30公分，距離視自己的柔軟度，或動作熟悉後依要伸展的部位而定。蹲下這個動作可以伸展到膝蓋、背部、腳踝、阿基里斯腱及鼠蹊深處。膝蓋的位置是在上臂外、大腳趾正上方，以舒服的姿勢維持10~15秒。有人覺得蹲下很容易，有人覺得很難。

變化動作1：剛開始可能比較不容易維持平衡，如腳踝或阿基里斯腱比較緊的人容易向後倒。如果剛才的動作無法做到，還有其他替代方案。

想把背部伸展練得更好的話，可以把雙手高舉過頭，抓住一個穩定的地方（如比較重的家具），然後雙手雙腳微彎，慢慢把自己放回地上。因為雙手抓著東西，所以背部可以獲得更全面的伸展。做的時候動作要慢一點、控制好力道。

雙腳過頭的姿勢除了有助於伸展背部肌肉，也能使下肢血液順利回流到上半身。

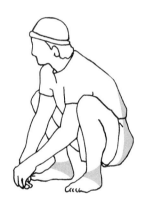

> **注意：**相信蹲下對大家來說應該是很自然的姿勢，但有些人可能因為膝蓋的問題而沒辦法蹲，或不該蹲。對自己身體的能力有任何懷疑時，記得尋求專業的意見。

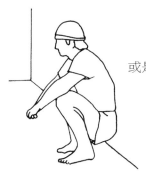

可以試試在斜坡處練習下蹲。

或是背靠著牆蹲下。

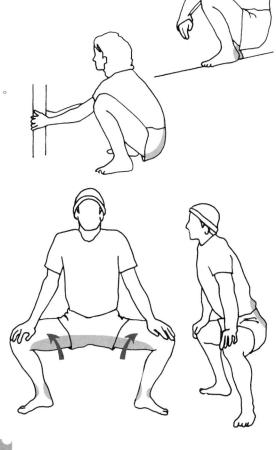

你也可以抓住欄杆或柱子來保持平衡。

練習一陣子之後，蹲下會變得很輕鬆，同時能有效紓解下背部僵硬的問題。這時再試試回頭去練習上頁的從站姿直接下蹲。

變化動作2：由站立動作開始，兩腳距離至少肩寬，雙腳外開、臀部慢慢往下坐，兩手放在膝蓋上方、大腿內側的位置，蹲至鼠蹊部有稍微伸展到的感覺時停住，維持15秒。這個動作同時也伸展到腳踝和阿基里斯腱。臀部不可低於膝蓋。

膝蓋有問題的人做這個動作要小心，如果會痛就趕快停止。

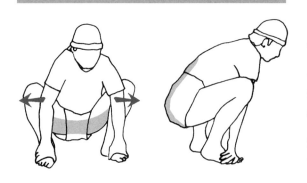

若想增加鼠蹊部伸展程度，雙手手肘靠在膝蓋內側，由臀部開始，身體稍稍前傾，同時手肘將兩腿向外推。大拇指在內、四指在外，抓著腳背，維持15秒。不要伸展過度。如果覺得不能維持平衡，可以稍微抬高一下腳跟。

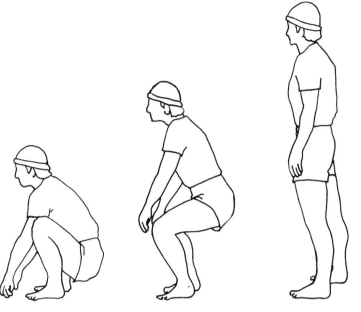

恢復立姿的重點：下巴微收，保持背部挺直、完全用股四頭肌的力量站起來。過程中注意頭不要往前栽，因為這樣會對下背和頸部造成太大的負擔。

背、臀及腿部伸展摘要

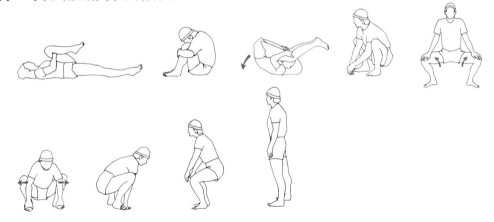

請照這個順序來做

每當你用新姿勢做伸展時，只要姿勢正確，過一陣子之後身體就會適應，伸展的部位也就不再像剛開始的時候那麼緊繃。

抬腿

在運動前後練習抬腿，可幫助雙腿迅速恢復活力，應付日常生活和活動所需。尤其站了一整天之後，抬腿更是放鬆的好方法，可以消除腿部疲憊，讓全身都覺得很舒服。另外，抬腿也能防止或緩解靜脈曲張。建議每天做2次、每次2~3分鐘以上，才能真正達到放鬆、恢復活力。

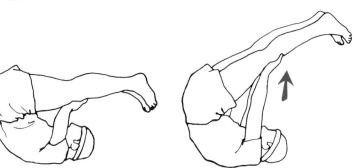

最簡單的做法就是躺在地板上，把雙腳擱在牆上，下背平貼地面，臀部距離牆壁至少7~8公分。如果找不到牆壁可以練習，可以採雙腳過頭的姿勢，或在腳下墊枕頭，讓腳的位置比心臟高。剛開始練習時每次抬1分鐘就好，之後再慢慢增加時間。覺得腳麻的話就從側面下來，成側臥姿，然後坐起來（見24頁）。剛抬完腿不要急著馬上坐起來，不然可能會覺得有點暈。

瑜伽犁鋤式

雙腿往頭後方伸直，雙手手掌置於膝上，指尖朝腳趾方向、手臂伸直。臀部不用力時，身體的重量會完全落在手臂上，呈現十分放鬆的姿勢。在哈達瑜伽（hatha yoga）裡這個姿勢叫「犁鋤式」，是用頭部後方和脊椎頂端的地方來當平衡點。剛練時要找到平衡點的確不容易，不過也沒有你想像的那麼難，至少試個10~12次，就會變簡單了。如果上背部或頸部有問題，做這個動作要特別小心。

大家或許都知道伸展和規律運動的益處，但光說不練是沒用的，實際去做才是重點。

躺臥斜墊

　　另一種抬高雙腳的好方法是躺在斜墊上，不需要做什麼動作，只要躺在上面放鬆5分鐘，之後慢慢增加到15~20分鐘。手放在胸口或上腹部可以讓下背更貼斜墊。

　　這個姿勢可以讓你的腹部內縮、身材變苗條，體內的五臟六腑也能回到正常位置，對於希望自己看起來或感覺起來變瘦的人，斜墊是非常有用的。

　　要從斜墊上下來時，先坐起來，2、3分鐘之後再站起來。只要是腳部抬高的姿勢，回復站姿時就應該慢慢來，才不會覺得頭暈。

斜墊上的伸展

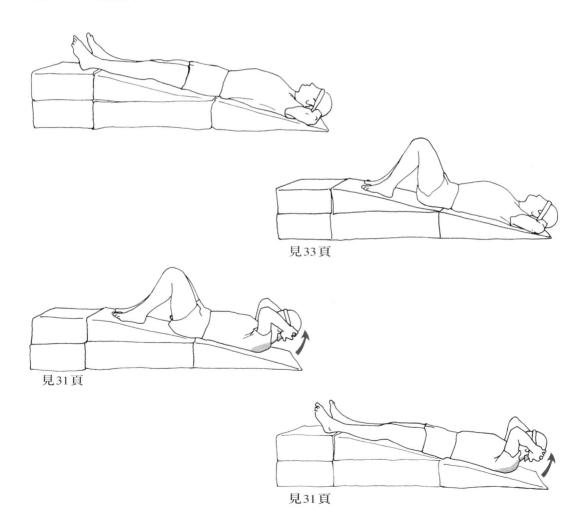

見33頁

見31頁

見31頁

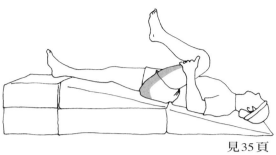

見35頁

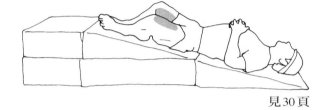

見30頁

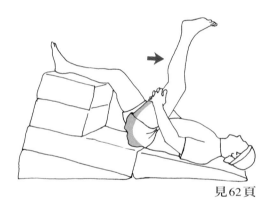

見62頁

抬腿摘要

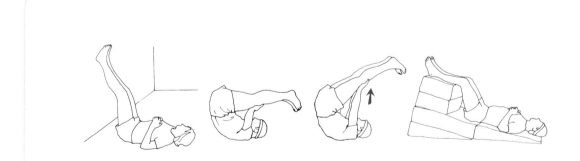

臀、腿立姿伸展

這個系列的伸展對於走路及跑步有幫助，因為這些動作能夠提高你雙腿的柔軟度及力量。站著就能完成所有動作。

左腳離地，腳踝順時針轉 10~12 圈、再逆時針轉 10~12 圈。做完換右腳。你可以扶著桌子或牆壁來保持平衡。這個動作有助於加速腳部的血液循環。

PNF 技巧： 收縮－放鬆－伸展。在伸展小腿之前，踮腳站 3~4 秒，好收縮小腿肌肉。接下來就按照以下的小腿伸展動作練習，因為小腿肌肉已經收縮過了，所以動作做起來應該會容易得多。

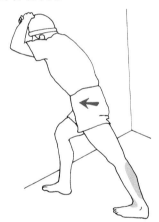

想伸展小腿肌肉的話，要站得離牆遠一點，然後用前手臂撐在牆上，頭靠在前手臂上休息。屈前腿呈弓箭步，前腳腳掌著地、後腳伸直。慢慢移動臀部向前，下背部保持平正。切記後腳腳跟一定要完全貼地，腳趾可朝前或微微朝內。輕鬆伸展 10~15 秒。做動作時不要前後晃動。做完換腳。可參照第 19 頁的「開始做伸展」。

若要伸展比目魚肌和阿基里斯腱，臀部重心向下沉，雙腿微屈膝。背部保持正直，後腳腳趾朝向正前方或稍朝內，腳跟貼地。這個動作對於腳踝的柔軟度很有幫助，維持 10 秒鐘，阿基里斯腱只需要有伸展到的感覺就好。

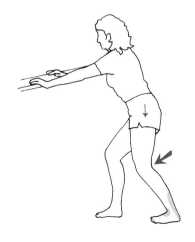

還可以用另一種方式來伸展阿基里斯腱和腳踝：如圖，左腳腳踝上提、腳趾向上抵住牆壁，上身前傾，至阿基里斯腱感覺到輕微的伸展時停住，維持8~10秒。這個動作同時也會伸展到腳掌和腳趾。

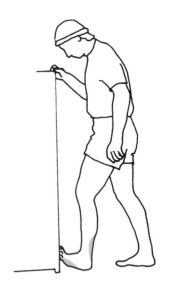

若想伸展臀部外側肌肉，先採小腿伸展的姿勢（前頁第3圖），然後右臀向內收一點，伸展右臀外側肌肉。接下來，右邊臀部朝右側方向頂，同時兩邊肩膀則稍微朝反方向靠，維持5~15秒，做完換邊。支撐身體重心的後腳腳跟貼地、腳掌朝向正前方。

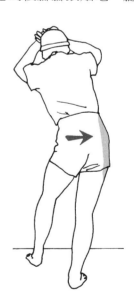

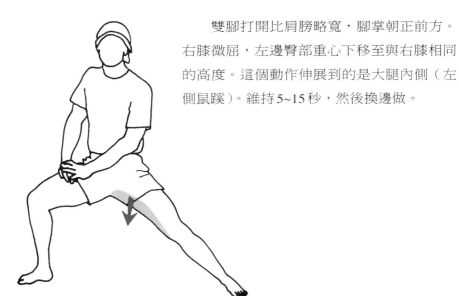

雙腳打開比肩膀略寬，腳掌朝正前方。右膝微屈，左邊臀部重心下移至與右膝相同的高度。這個動作伸展到的是大腿內側（左側鼠蹊）。維持5~15秒，然後換邊做。

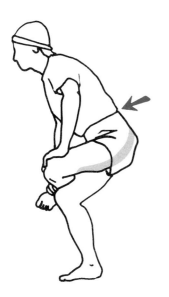

右腳膝蓋微彎、以單腳站立，左腳擱在右膝上方（以左小腿外側接觸右大腿）。右手握住腳踝、左手扶著大腿。上身前傾的同時，增加右膝蓋彎曲的程度，測試自己的平衡感。維持5~10秒，做完換邊。這個動作伸展的是臀部外側（梨狀肌），做的時候不要憋氣。

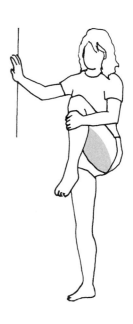

手找個東西扶，然後把左膝往胸口拉，上身保持正直，不要前傾，這個動作可以伸展到左腿後方肌群、臀部及髖部。右腳腳尖朝向正前方，膝蓋微彎（幅度約2公分），輕鬆伸展5~15秒。做完換邊。

左腳掌踏在穩固的東西上（牆壁、欄杆、桌子等）支撐，右腳腳尖朝前。臀部往前，讓左腳變成屈膝狀態。這個動作可以伸展到鼠蹊部、腿後肌群以及髖部前側。維持10~15秒，做完換邊。可以的話用手扶著物體，幫忙保持身體平衡。做完這個動作會讓提膝變得比較輕鬆。

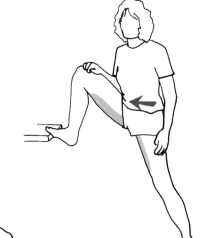

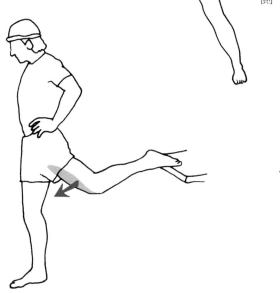

變化動作：把撐地的腳腳尖變成朝側面（與支撐物平行），伸展懸空那隻腳的大腿內側，維持10~15秒。

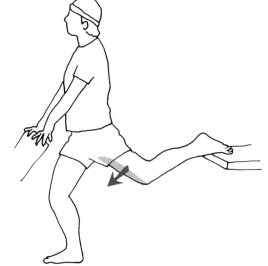

左腿向後伸，腳面擱在高度適中的桌上或欄杆上。想著左大腿往前，直到鼠蹊和股四頭肌有伸展到的感覺為止。伸展時收縮臀部肌肉，右腳膝蓋微彎，腳尖朝正前方，同時上半身保持挺直。右腳若再多彎一點，就可再加強伸展的程度。輕鬆伸展5~15秒，透過放鬆，學習去體會這個動作平衡及舒服的感覺。正常呼吸，需要的話可以抓把椅子幫忙保持平衡。

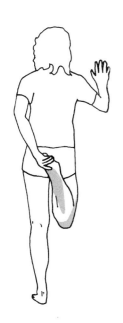

要伸展四頭肌和膝蓋的話，左手往後抓住右腳尖、把腳跟朝臀部的方向拉。左手抓右腳這樣方向相對，可以讓膝蓋以自然角度彎曲，對膝蓋有問題的人十分有幫助，是復健時常用的姿勢。兩腳各做 10~20 秒。

變化動作：這個動作也可以面朝下趴著做，切記不要做到會痛的程度。右手往後抓住左腳掌，把腳跟朝臀部中央的方向拉，維持 5~15 秒。

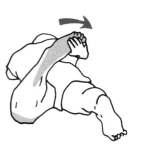

注意：膝蓋有問題的人，做這些伸展要特別小心。

伸展時要控制得宜，從最輕鬆的程度開始，再做進階伸展。循序漸進的做進步比較快。讓自己的肢體靈活度慢慢增加。切記：太過勉強反而會讓你無法充分獲得伸展的效益。

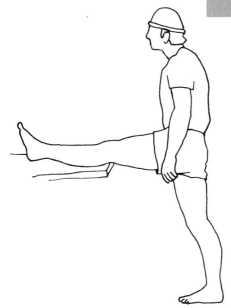

左小腿擱在高度適中的桌子或架子上，右腳膝蓋微彎，腳尖朝前，就像平時跑步或走路時那樣。

小心左腿不要伸展過度，否則膝蓋背面會承受太大壓力，尤其是站立的那隻腿支撐度不太夠時，更要注意。

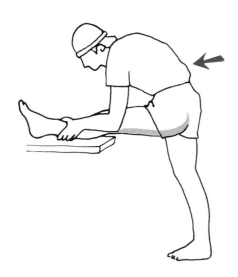

從髖關節啟動彎身向前，眼睛看著前方，感受左腿後側充分的伸展。維持5~15秒，然後放鬆。先做輕鬆伸展、放鬆，然後再稍微多要求自己一點。這個動作是跑步或走路前很好的暖身動作。

所有抬腳伸展的動作，做的時候，膝蓋都要微彎，不可以繃太直。

若要伸展平舉的右腿內側肌肉，可以把站立的左腳轉個方向，變成平行於支撐物，上身同時也朝左轉，右臀稍微朝內挪動一點。接著上半身慢慢側傾，讓右肩往右膝靠近。這個動作會伸展到右大腿的內側。輕鬆伸展5~15秒，記得站立那隻腳的膝蓋要微彎。做完換邊。

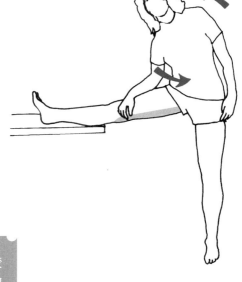

注意：這些比較困難的伸展動作需要較好的平衡感、力量以及柔軟度，所以做的時候要特別留意。

變化動作：若想要有點變化，雙手高舉過頭，右手抓住左手手指往前拉。這樣做可以同時伸展上半身左側和右大腿內側的肌肉。左腳膝蓋微彎，輕鬆伸展5~15秒。做完換腳，感受一下兩邊的不同。這個動作需要比較好的柔軟度才做得到。

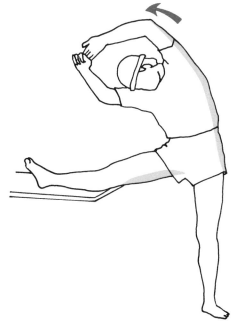

或者彎腰、上身朝左腳腳趾方向下傾，右腳還是伸直，但屈身時腳尖變成朝內轉。這個動作可以伸展左腳的腿後肌群。做的時候左腳膝蓋也一樣要微彎，輕鬆伸展5~15秒，做的時候不要閉氣。

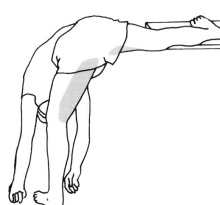

若想伸展右腳鼠蹊部位，左腳變成屈膝，右腳則維持伸直的狀態。可以的話雙手撐地，比較容易保持平衡。輕鬆伸展5~15秒。

臀、腿立姿伸展摘要

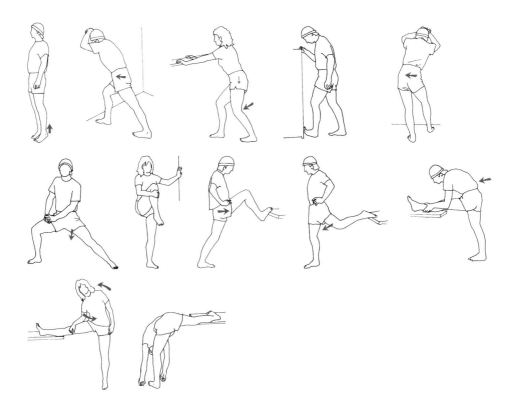

請照這個順序來做

保持良好的柔軟度是很重要的，如此一來，隨著年齡的增加，才不會出現關節僵硬、肌肉緊繃或姿勢不良的問題。老化的一大特徵，就是肢體活動範圍變小，而伸展正好可以幫助我們維持身體的靈活度。

上身立姿伸展

伸展身體側面

　　下面兩個動作，很適合用來伸展身體側面從手臂到臀部的部分。因為是立姿伸展，所以隨時隨地都可以做，記得兩腳膝蓋微彎，除了比較容易保持平衡，也可以保護你的下背部。

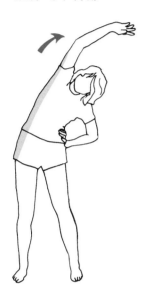

　　雙腳打開與肩同寬，腳尖朝正前方，膝蓋微彎，一隻手舉過頭做伸展時，另一手叉腰保持平衡。動作慢一點，好好體會身體舒展開來的感覺。維持5~15秒，然後放鬆。慢慢增加維持的時間。記得做任何伸展速度都要放慢，控制好動作，不要因為急，而讓動作變得不穩。伸展的同時正常呼吸，保持放鬆狀態。

　　接下來不要叉腰，兩手一起高舉過頭，左手抓住右手掌，用左手臂把右手臂往地板方向拉的力量，讓身體慢慢往左邊彎。

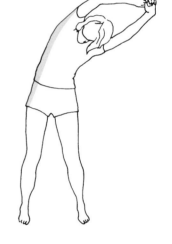

　　藉由一手抓另一手的力量，就增強了身體側邊及脊椎附近肌肉的伸展。不要過度伸展，輕鬆伸展8~10秒即可。

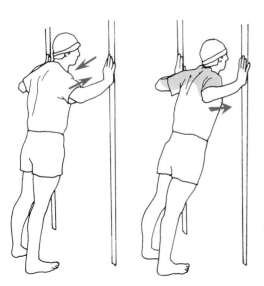

　　PNF技巧：收縮－放鬆－伸展。雙手抵住門框，位置大概比肩膀稍高，兩臂彎曲，像做伏地挺身一樣，藉伸直手臂的力量把自己往反方向推，做3~5次。然後放鬆，慢慢讓上半身朝門接近，放鬆肩膀和胸部的肌肉，輕鬆伸展15~20秒。

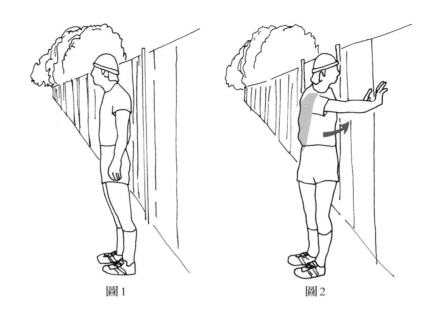

圖1　　　　　　　　圖2

放鬆脊椎兩側的肌肉

這個上半身的伸展，可以放鬆脊椎兩側的肌肉。

背對牆，距離30~60公分（圖1），兩腳打開同肩寬，腳趾朝正前方，上身慢慢向後轉，直到兩隻手可以碰到牆面上肩膀高的位置（圖2）。先轉向一邊、碰牆，回到準備位置，再轉另一邊、碰牆。轉動的角度不要超過自己的能力，如果膝蓋有問題，做這個動作時要特別放慢速度，而且要非常小心，覺得痛的話隨時停止。伸展過程中一定要覺得很放鬆，不要過度伸展。維持5~15秒，膝蓋記得保持微彎。不要閉氣，兩邊交替轉身。

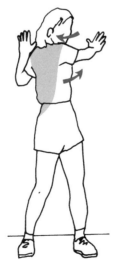

變化動作：想變換動作的話，上身左轉時臉朝右肩方向轉，髖部盡量保持面向前方，與牆面平行。輕鬆伸展5~15秒，做完換邊。

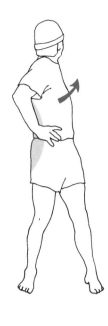

其他上背伸展

　　一開始兩手叉腰，腳尖朝正前方，膝蓋微彎。向左轉腰，臉從左肩往後看，輕鬆伸展10秒，左右各做2次。放鬆，保持正常呼吸。這個動作對下背、臀部和上半身都有幫助。

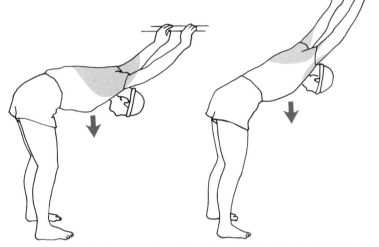

　　另一種上背部伸展的做法是雙手過頭，分開如肩寬，握住圍籬或架子（或冰箱、檔案櫃）的邊緣。雙膝保持微彎，上半身下沉。臀部和腳跟呈一直線，垂直地面。有節奏地呼吸。

　　然後，增加膝蓋彎曲的角度，感受一下不同的伸展感覺。也可以改變手的高度，讓不同的部位獲得伸展。等完全熟悉這個動作之後，脊椎比較可能得到真正的伸展。在彎腰駝背一整天之後，做這個動作會有很大的幫助。找到舒服的點，至少維持20秒。在結束動作、恢復立姿之前，記得先屈膝再起身。

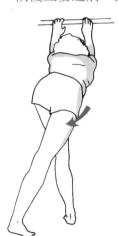

變化動作：想增加伸展範圍或是改變伸展部位的話，右腳向後延伸，撐在左腳的後側，同時上身朝左傾。這個姿勢可以動到上半身平時很難伸展到的部位。維持10秒，做完換邊。

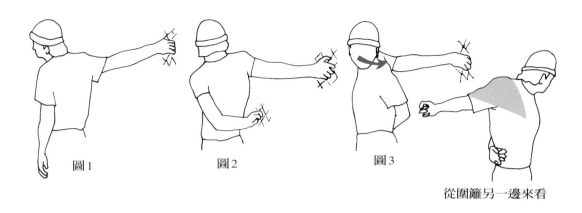

圖1　　　　　　圖2　　　　　　圖3

從圍籬另一邊來看

跑步前的暖身好動作

　　這一系列動作在跑步前後做非常有幫助，可以讓上身放鬆，手臂擺動的自由度也會增加。這些動作也可以在重量訓練的過程中做，或當成暖身，在進行網球、棒球或手球等著重上半身的運動前做。

　　這個動作伸展的是肩膀和手臂前側，支撐物必須是網狀圍籬或門。面對支撐物站立，右手按在上面，大約肩膀的高度（圖1），然後如圖2所示，左手繞過背後，也抓在圍籬上。接下來臉朝左轉，從左肩往後看，看向右手的方向，轉頭時右肩盡量靠近支撐物（圖3）。這個朝後看右手的動作可以伸展到肩膀前側的肌肉。

　　換邊做。慢一點，注意控制動作。重要的是伸展時舒服的感覺，而不是能伸展到什麼程度。

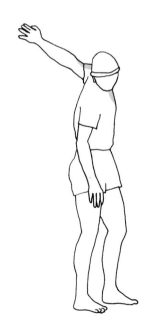

變化動作：用相同姿勢但不同角度來伸展肩膀和手臂，每個角度伸展到的位置都不一樣，維持10秒鐘。

另外，還有一組伸展動作也是利用網狀圍籬來支撐和平衡。

左手抓住圍籬約腰部高度的位置，右手過頭，抓住圍籬，此時左手彎曲而右手伸直（圖1），兩腳膝蓋微彎。

想要伸展腰部和身體側面的話，可以把左手伸直，右手（上）臂往外撐（圖2），維持 5~10 秒，然後換邊。

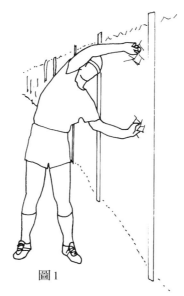

圖1

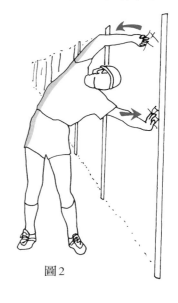

圖2

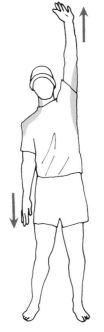

每個動作都慢慢開始、慢慢結束，不要來回晃動或一下子太激烈。伸展動作做起來應該要流暢，而且控制得宜。

站立時兩隻手各朝上、下相反方向延伸，每次維持 10 秒。下巴放鬆、呼吸要有節奏。對上半身來說這是很棒的伸展動作，可以伸展到身體的側面、肩膀以及手臂。

上身立姿伸展摘要

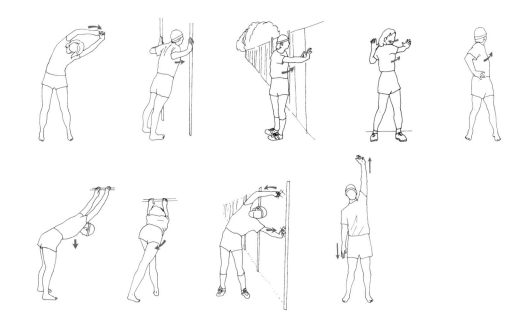

請照這個順序來做

單槓伸展

藉由地心引力的幫助,在單槓上也可以做伸展。

雙手抓住單槓,下巴朝前、放鬆,腳離地,這對上半身是很好的伸展。一開始先維持5秒,之後逐漸加長到30秒。手若抓得緊,伸展起來會比較輕鬆。

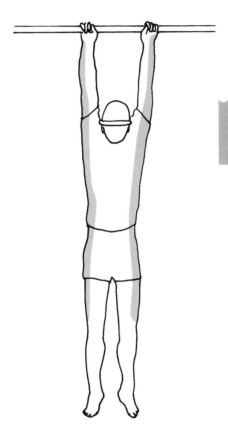

注意:如果你肩膀有傷或曾受過傷,做的時候要特別小心。

如果你為了快速增加柔軟度而給身體過多壓力,就破壞了伸展的美意。伸展若做得正確,你就會發現動作做起來越來越簡單,而動作變簡單之後,你自然會愛上伸展。好好享受伸展的感覺吧!

毛巾上身伸展

　　大部分的人每天至少會碰毛巾一次，而毛巾（或彈力帶）除了原先的用途，還可以用來伸展手臂、肩膀和胸部的肌肉。

　　雙手抓住毛巾兩端，讓雙手手臂能同時伸直，做高舉過頭、往後落下至背後的動作。兩隻手應該分開一點，肩膀才能有足夠的空間讓手臂舉起、過頭、向後、放下。呼吸放慢一點，不要閉氣。

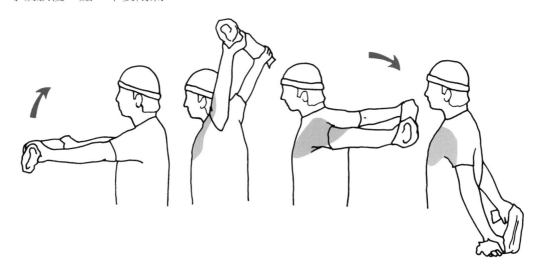

　　要增加伸展程度的話，雙手可以稍微靠近一點，不過還是一樣要伸直，然後重複剛才的動作。做的時候動作要慢，去體會身體的感覺，不要過度伸展。如果你沒辦法完成整個動作，那就是兩隻手握得太近了，移開一點吧！

　　你可以在動作過程中的任何一點停頓、伸展，這樣可以加強特定部位肌肉的伸展。比如說你覺得胸口緊緊的、有點痠痛，那就可以在雙手過頭、後舉至肩膀高度時停一下，維持5~15秒的伸展。

> 伸展不是比賽，跟別人比是沒意義的，因為每個人都是獨特的個體。更何況，我們每天身體的情況也不一樣，有時比較靈活，有時又比較僵硬。只要在自己能力範圍內舒服地伸展，你就會開始感受到源源不絕的活力。

這是另一系列毛巾伸展的動作。

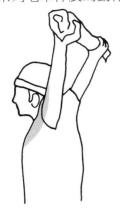

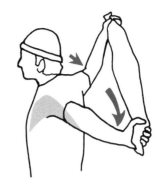

雙手伸直，毛巾高舉過頭。

左手手臂朝後落至肩膀高，同時右手手臂彎曲約90°。

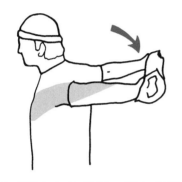

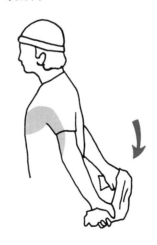

右手手臂也向後落下，與左手臂同高，然後兩隻手同時放下。

這個動作可以慢慢做，一次做一整組，或在中間的某一點停頓，好伸展特定部位。做完之後換邊，從右手臂開始。等身體的柔軟度增加了，就可以拉近雙手握毛巾的距離。但還是不得不提醒一下：不要勉強。

肩膀和手臂的柔軟度好，對打網球、跑步、走路、游泳等運動都非常有幫助；而胸部的伸展則可以紓解緊張、僵硬，增加循環和呼吸的效率。想要讓上半身變柔軟其實非常容易，只要規律伸展就辦得到。

注意：如果肩膀（曾）有傷的話要特別小心，動作慢一點，如果覺得痛就不要做。

手、腕及前臂伸展系列（坐姿及立姿）

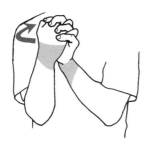

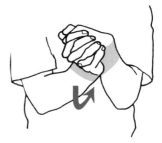

首先，雙手於胸前交握，順時針方向轉動手及手腕10次。

然後逆時針轉動10次。這可以增加手部及手腕的柔軟度，是簡單的熱身動作。

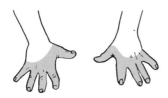

然後雙手十指張開向外撐直，到有伸展的緊繃感時停住，維持10秒。

然後，彎曲十指指節10秒。做完放鬆。

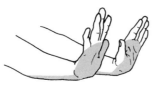

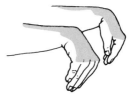

雙手手臂向前伸直，指頭朝上，伸展前臂內側的肌肉。維持10~12秒，重複2次。

接下來，手腕彎曲，手指朝下，伸展前臂外側的肌肉。維持10~12秒，重複2次。

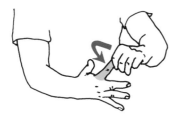

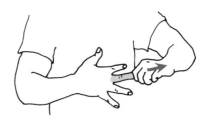

用拇指和食指輕拉另一手的拇指或食指，順時針、逆時針各轉動5次。

然後輕輕把每個指頭往外拉，每次2~3秒。

雙臂置於身體兩側，甩動雙手10~12秒。
下顎放鬆，雙手甩動時肩膀自然下垂。

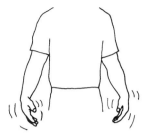

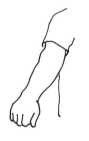 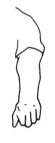 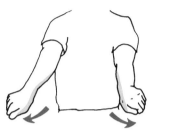

雙手平伸於面前，以手腕為軸，雙手輕握拳向外展（手臂維持不動），到前臂內側和手腕感覺有伸展到時停住，維持5~10秒。

雙手合掌於胸前，然後往下方推，雙手保持合掌，直到你覺得有伸展到的感覺。手肘保持穩定，維持5~8秒。

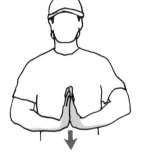

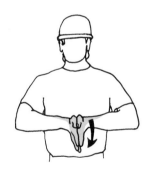

接著上面的動作，轉動手腕朝下，到有一點伸展感覺即可。手肘保持穩定，維持5~8秒。

雙手合掌於胸前，一隻手先朝另一邊輕推，到有一點伸展的感覺時停住，手肘保持穩定，維持5~8秒。然後換邊做。

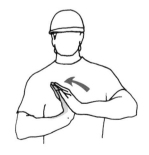

利用以上動作來改善重複性動作（例如打電腦）所帶來的問題，每天都要做，尤其上班時更別忘記隨時伸展一下。

坐姿伸展

　　坐姿伸展對坐辦公室的人來說特別有幫助，可以適時紓解壓力，讓僵硬的肢體重新恢復活力。

坐姿上身伸展

　　雙手交握、手臂朝前伸直，掌心朝外。體驗一下手臂和上背部（肩胛）伸展的感覺。維持20秒，至少做2次。

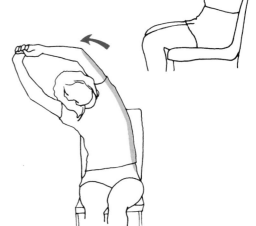

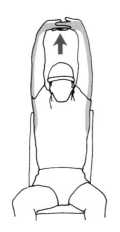

　　雙手交握，手臂伸直，掌心朝上，想像手臂一直向上延伸，到手臂、上部肋骨有舒服伸展的感覺時停住，維持10秒，做3次。

　　雙臂高舉過頭，右手握住左手掌，把左手臂往右拉。在覺得舒服的前提下，左手臂盡量伸直。這個動作可以伸展到左手臂、身體左側肌肉和左肩，維持10秒。做完換邊。

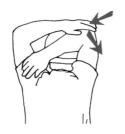

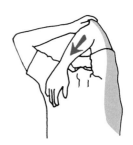

　　PNF技巧：收縮－放鬆－伸展。左手抓住右肘，把右手肘往下拉，右手用力相抗（等長收縮），維持3~4秒。

　　放鬆一下，左手再把右肘輕輕往下拉，至右手上手臂內側感受到伸展為止，維持5~15秒，做完換邊。

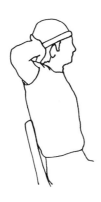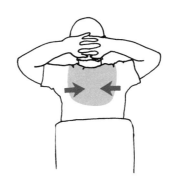

雙手交握置於後腦勺，手肘盡量往兩側伸展，與上身成一協調的姿勢，然後兩邊肩胛骨朝內縮，製造上背部（肩胛）的緊繃感，用一種紓解壓力的心情維持4~5秒，然後放鬆。重複多做幾次。這個動作對於紓解肩膀及上背部的緊張、僵硬有幫助，站著也可以做。

左手握在右手肘正上方的位置，把右手臂慢慢朝左肩方向拉，同時臉朝右轉，從右肩向後看。維持伸展10秒，做完換邊。

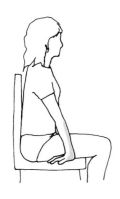

前臂的伸展

手指朝後，手掌平貼椅面。上身慢慢向後傾，伸展前臂。維持10秒，做完換手。也可以兩隻手同時做。

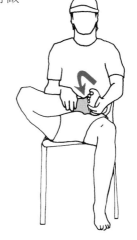

坐姿的腳踝、臀部外側及下背伸展

坐著，轉動腳踝，每腳順時針、逆時針轉動20~30圈。

雙手握在左膝正下方，把左腿朝胸口貼近。若想要單獨伸展大腿外側，就用右手把左腿往右肩方向拉。維持輕鬆伸展的程度15秒，做完換腳。

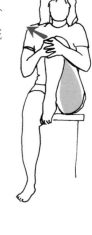

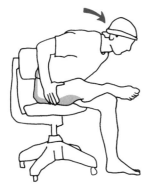 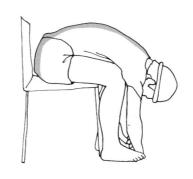

右腳擱在左大腿上靠近膝蓋處，右手放在右大腿外側。由臀部開始，上身慢慢前傾，伸展右臀側邊肌肉（梨狀肌）。維持5~15秒，保持輕鬆的感覺，呼吸要有節奏。做完換邊。

坐著，身體前彎伸展，雙手自然下垂，紓解下背部的壓力。即使不覺得有伸展到，對身體的循環還是大有助益。維持15~20秒，做完可以把手放在大腿上，幫忙推起上半身，恢復正常坐姿。

臉部及頸部的伸展

肩膀朝耳朵方向向上聳起，至頸部和肩膀有一點緊繃感時停住，維持5秒，然後放鬆，讓肩膀恢復自然下垂。只要你覺得肩膀僵硬就趕快做個幾次，馬上見效喔！

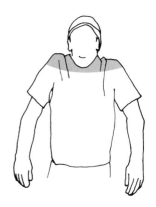

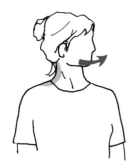

下巴朝左肩方向轉，讓右邊頸部有適度伸展的感覺，維持5~10秒。左右兩邊各做2次。做的時候肩膀自然下垂，不要閉氣。

接下來這個動作可能會讓旁人覺得你怪怪的，不過因為皺眉頭或眼睛疲勞時瞇著眼睛，我們難免會讓臉部也累積了壓力。

眉毛挑高，眼睛盡量睜大，同時吐舌頭、嘴巴張大，伸展鼻子和下巴附近的肌肉。維持這個表情5~10秒。臉部壓力紓解之後你就會微笑了。重複練習幾次。

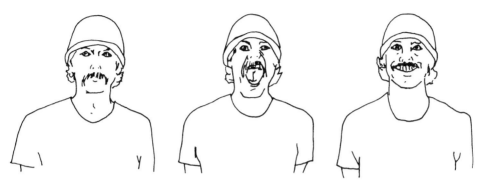

注意：如果張嘴的時候聽到喀拉的聲音，記得去找牙醫檢查一下。

坐姿伸展摘要

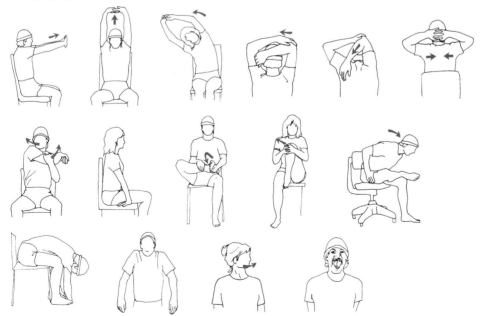

請照這個順序來做

鼠蹊、腿部抬腿進階伸展

躺著做腿部伸展時,牆壁或門都可以派上用場。做這些動作一開始先達到輕鬆伸展的要求就好,慢慢再增加到進階伸展的程度。

雙腳舉起,併攏,臀部距離牆壁約 8~12 公分,下背平貼地面。

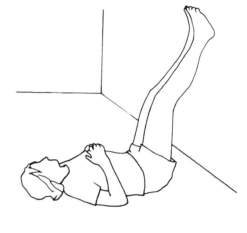

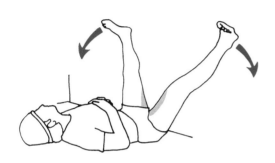

從這個姿勢開始,慢慢分開雙腳,伸展鼠蹊部。腳跟要貼在牆面上,到覺得有一點伸展的感覺時停住,維持 30 秒,然後放鬆。保持有節奏的呼吸。

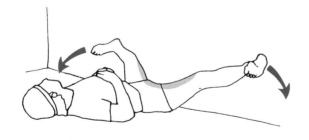

做久了之後,這個動作會變得越來越容易,這時就可以慢慢增加雙腳打開的幅度,更上一層樓。不一定非做到圖示的程度不可,在自己的能力範圍內就行了,不要勉強。藉由牆壁之助,這些伸展動作可以輕鬆達到平衡的狀態。

記得臀部距離牆壁約8~12公分，太靠近的話下背部可能會覺得很僵硬。

手不要放在膝蓋上，
往上一點

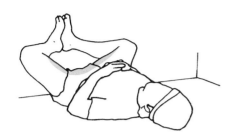
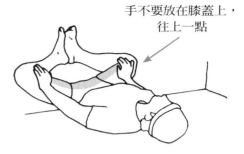

變化動作：兩腳腳底相合，靠在牆上休息，記得放鬆。

若想增加伸展程度，雙手可放在大腿內側，輕輕往下壓，到有舒服伸展到的感覺為止，放鬆，維持10~15秒。

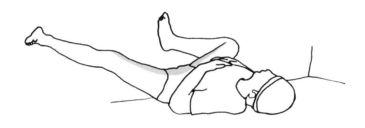

若要分別加強兩邊鼠蹊部的伸展，可以把一腿伸直，維持10~15秒，做完換邊。

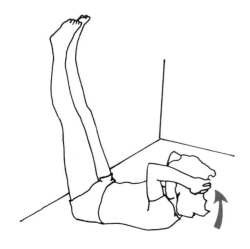

這個姿勢也可以伸展頸部肌肉。雙手交握置於後腦勺（約耳朵高度），輕輕把頭朝前拉，有伸展的感覺時停住，維持5秒。做2~3次（其他頸部伸展動作請見第31頁）。

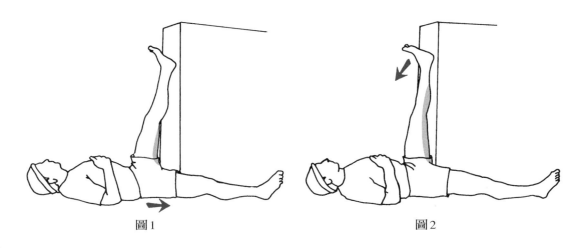

圖1 圖2

　　這邊介紹一個伸展腿後肌群的好方法。仰臥，一腳擱在支撐物上，另一腳伸直貼地。身體朝支撐物方向前移，即可伸展到腿後肌群，至輕微伸展程度時停住（圖1），維持10~15秒。想用這個動作同時伸展小腿後側和腿後肌群的話，勾腳，至小腿後側有伸展到的感覺時停住（圖2），維持10~15秒。保持正常呼吸。

鼠蹊、腿部抬腿進階伸展摘要

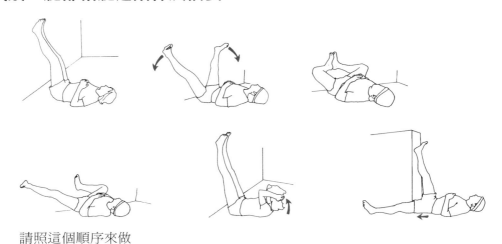

請照這個順序來做

如果無法一次挪出一段完整的時間來做伸展，你可以每隔3、4小時抽出1~3分鐘來做。這樣一整天都會覺得很舒服。

鼠蹊、臀部分腿伸展

以下伸展可以讓側向的動作變簡單，同時能幫助我們保持柔軟度，避免受傷。慢慢習慣這些伸展，這些動作對身體中段部位來說十分重要。

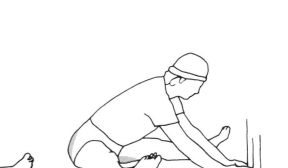

基本伸展

坐下，兩腳打開至舒服的程度。若要伸展大腿內側，由髖關節啟動往前彎。記得這時候股四頭肌要放鬆，腳尖朝上。維持 10~20 秒。手可以前伸撐地或抓住支撐物，幫助維持平衡及穩定。深呼吸。

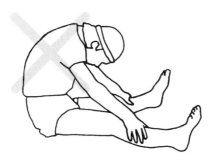

身體前彎的時候，不是彎頭或肩膀，因為這樣上背會拱起來，對下背部造成壓力。如果伸展時下背部拱起來（臀部會有點後傾），那表示你的臀部、下背部和腿後肌群是緊繃的，沒有放鬆。下背部必須保持挺直，姿勢才正確。

> 不要為了增加柔軟度而伸展，是為了讓自己更舒服才伸展。

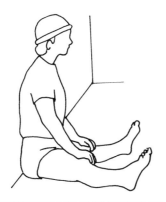 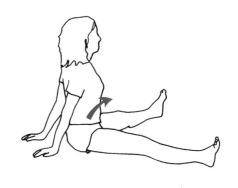

讓臀部和下背維持挺直的好方法，就是靠牆坐下，使下背部平貼牆面，輕鬆伸展 30 秒。

還有一個方法，坐下時雙手撐在身體後面，以手臂支撐身體的力量，透過臀部微微前移來伸展脊椎。維持 20 秒。

除非上面兩個姿勢你做起來覺得很輕鬆、很舒服，不然不要嘗試進階的伸展。

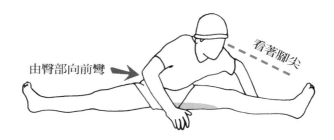

變化動作 1：由臀部前彎，上身慢慢轉向左腳的方向，然後身體前傾，伸展左邊腿後肌群和右背部。收下巴，背部不要拱起，維持伸展動作 10~15 秒。可以用毛巾來輔助。眼睛不要看地上，朝左腳腳趾的方向望。保持放鬆，正常呼吸。做完換邊。

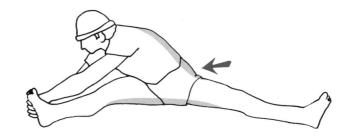

變化動作 2：身體越過右腿，同時左手抓住右腳腳板外側保持平衡。這個動作除了可以加強腿後肌群和背部肌肉伸展的程度，還能把伸展範圍往上延伸到肩胛，往下延伸到臀部。這個橫越身體伸展的動作需要較好的柔軟度。維持伸展 5~15 秒，做完換邊。

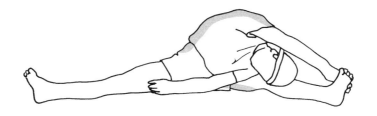

進階伸展

　　身體向左側傾，右手過頭握住左腳腳板，左手置於身前靠近身體。這對背部和腿部是很棒的側向伸展動作。維持5~15秒，做完換邊。不要過度伸展，也不要閉氣。

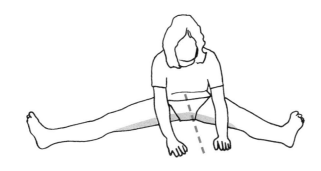

　　練習由各個角度伸展。先往前、往左、往右伸展，然後試試中間朝左和中間朝右的方向。要領和剛才描述的一樣。維持5~15秒，完全由自己來掌控要如何伸展。

　　如果你覺得動作做起來或看起來很僵硬，不要氣餒。不要管柔軟度如何，只管伸展就行了，你的身體會慢慢習慣新的角度，伸展起來就會覺得很舒服了。

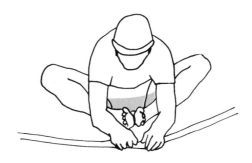

高階鼠蹊伸展

　　兩腳腳跟相合，上身前傾，往前抓住面前的東西（可能是墊子邊緣或是家具的腳之類）。利用這個東西來幫助自己舒服地伸展，然後把自己往前拉，進一步增加伸展的程度，不過注意不要過度伸展。維持10~20秒，保持放鬆，上身前傾時記得縮小腹。抓住東西可以穩住雙腳；做分腿伸展時抓著東西做也會比較容易。

坐在墊子角落，兩腳沿著墊子的邊緣，找到可以輕鬆伸展的位置，維持10~15秒。雙手撐在身體後方維持平衡。

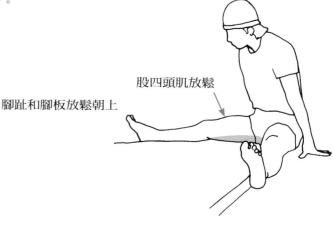

股四頭肌放鬆

腳趾和腳板放鬆朝上

若想增加伸展程度，可以把臀部往前移，讓兩腳順著兩腿墊子邊緣往下滑，腳趾和腳板維持朝上，兩腿不要內翻或外翻。這個動作對鼠蹊和臀部的伸展很有幫助。

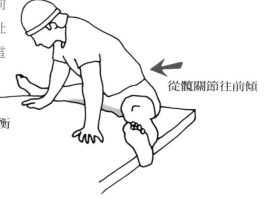

從髖關節往前傾

用手支撐並維持平衡

想一次伸展一邊的話，在墊子邊緣找個舒服的位置坐下。由髖關節啟動，朝左腳的方向前傾，雙手前伸，到覺得達到輕鬆伸展的位置時就放在腿上。想像下巴朝膝蓋方向接近，眼睛看向腳趾的方向。放鬆，恢復開始時的坐姿，然後伸展另一邊。建議先從比較緊繃的那隻腳開始，需要的話可以用毛巾幫忙，輕鬆伸展5~15秒，做的時候不要來回晃動。這個動作可以伸展到腿後肌群、下背部和臀部。伸展時正常呼吸，保持放鬆。

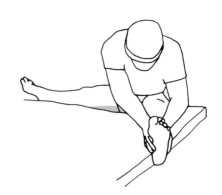

練習劈腿

　　這個單元是為少部分人設計的。如果你不是體操選手、舞者或其他需要極佳柔軟度的人，本書其他部分的伸展就足以滿足你的需求了。這麼說不是看不起誰，畢竟劈腿本身就不是日常生活所需的動作。

> **注意：**劈腿前一定要有足夠的熱身。建議先輕鬆伸展，然後做個5~6分鐘的有氧運動再開始。

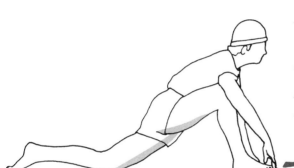

正劈

　　從55頁的姿勢開始，慢慢把前腳往前，動作控制好，到大腿內側和鼠蹊部有伸展到的感覺時停住，想著臀部直接往下坐的感覺，維持10~15秒。

　　現在前腳再往前伸一點，到達進階伸展的程度，維持5~15秒。用手來幫忙保持平衡和穩定。前腳伸得越遠，前腳掌離地的部分就越多。

98~104頁的伸展，可以為劈腿練習做好準備。

柔軟度慢慢增加之後，前腳可以繼續
往前伸，臀部也更往下坐。肩膀維持在骨
盆的正上方，背部垂直地面，維持10~15
秒。做完換腳。

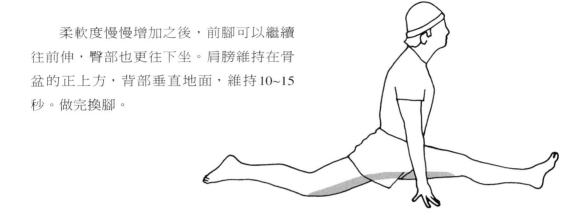

學會劈腿要花時間，練習必須規律。切記不要過度伸展，
而是讓身體慢慢去習慣要做到劈腿所需的改變。操之過急
很容易受傷。

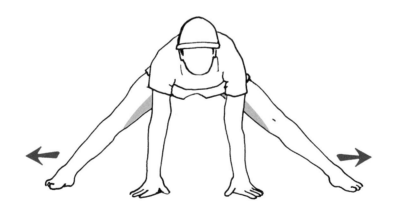

側劈

一開始是站立的姿勢，兩腳腳尖朝正前方。接著慢慢分開雙腿，至大腿內側有伸
展到的感覺時停住，想著臀部直接往下坐的感覺。用手幫忙平衡，維持輕鬆伸展至少
5~15秒。

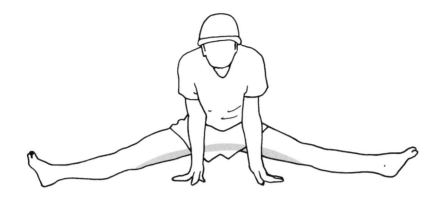

　　等到柔軟度慢慢增加之後，兩腳可以繼續往外開，直到到達自己的目標為止。側劈時用腳跟著地，腳板一定要維持朝上，因為這樣才能確保伸展到的是大腿內側，而不是把過大的壓力加在膝蓋上（也就是說，如果你側劈時，腳板內側整個平貼地面，可能會讓膝蓋的韌帶過度伸展）。維持伸展5~15秒。身體慢慢適應這樣的姿勢後，臀部可以再往下多坐一點，漸漸增加伸展的程度。小心不要過度伸展。

　　下面的動作對劈腿的學習會有很大的幫助。

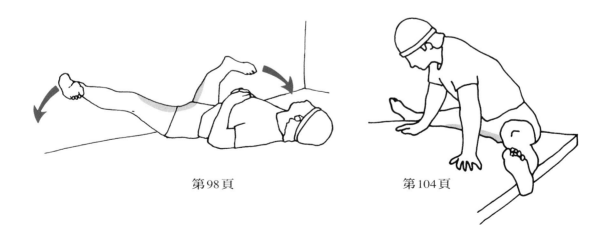

第98頁　　　　　　　　　　第104頁

隨時隨地做伸展

　　這一部介紹的是適合你每天做、能幫助你紓解肌肉緊張與僵硬的伸展動作。不同的年齡、不同的身體部位、不同的職業和日常活動，都有適合的伸展動作，還有一些是你可以利用零星時間做的伸展。一旦學會了伸展技巧，你就可以找出一套符合自己需求的動作。

　　剛開始練習的時候，你可能需要照著下面的目錄及頁碼去找動作說明。等你越來越熟練後，就不用每次做都要看說明了。

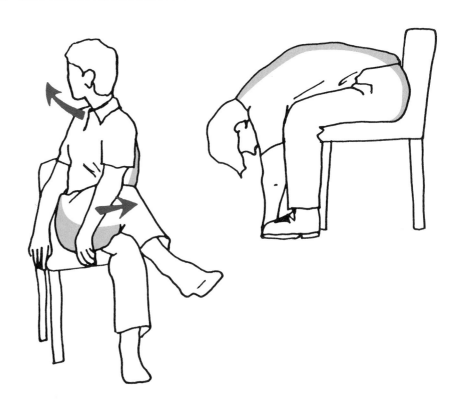

110　　起床後

111　　睡覺前

112　　每日伸展

114　　手、手臂和肩膀

115　　肩、頸和手臂

116　　下背部

118　　腿、鼠蹊和臀部

119　　想到就伸展

120　　從事勞動工作前

122　　久坐之後

123　　種花蒔草前後

124　　銀髮族

126　　孩童

128　　看電視時

129　　走路前後

130　　旅途中

131　　飛機上

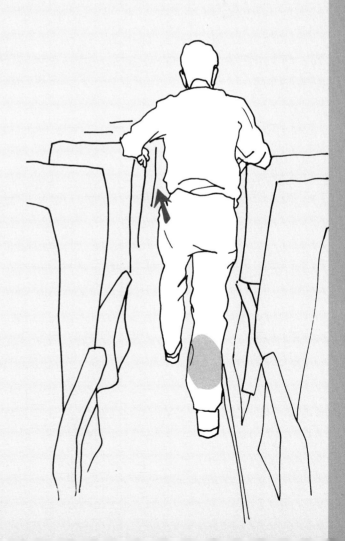

起床後

約做4分鐘

　　以伸展運動來迎接一天的開始，會讓身體整天的運作都很順暢！緊張、僵硬的肌肉，透過舒服的伸展，得以完全放鬆。前四個動作可以在床上做，等下了床稍微活動一下，再做後四個動作。

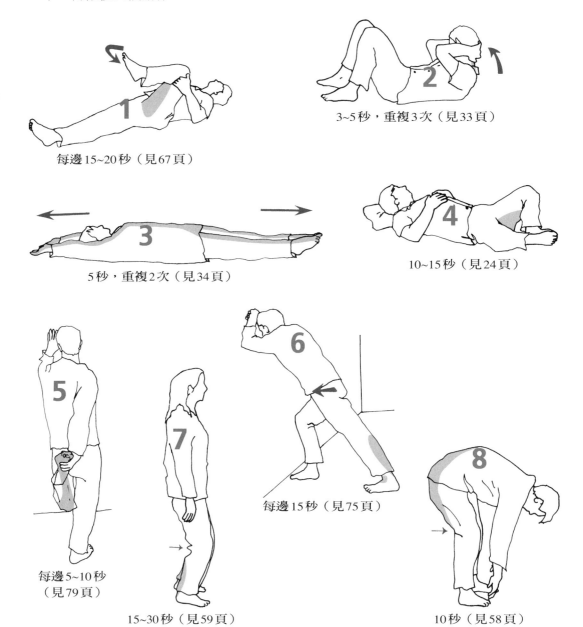

每邊15~20秒（見67頁）

3~5秒，重複3次（見33頁）

5秒，重複2次（見34頁）

10~15秒（見24頁）

每邊5~10秒
（見79頁）

15~30秒（見59頁）

每邊15秒（見75頁）

10秒（見58頁）

睡覺前

約做3分鐘

　　睡前是伸展的絕佳時間。下面這些動作可以讓你放鬆身體，睡得更安穩。花點時間去感覺身體伸展的部位。動作輕一點，呼吸深一點，放輕鬆。

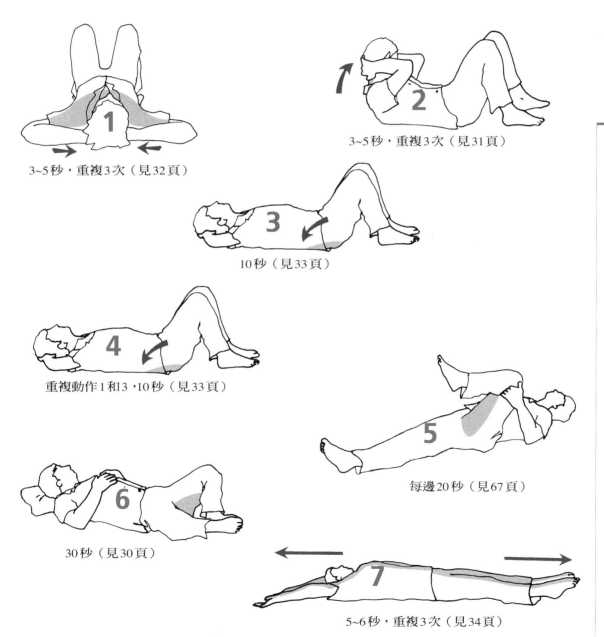

3~5秒，重複3次（見32頁）

3~5秒，重複3次（見31頁）

10秒（見33頁）

重複動作1和3，10秒（見33頁）

每邊20秒（見67頁）

30秒（見30頁）

5~6秒，重複3次（見34頁）

每日伸展

約做8分鐘

　　先走動幾分鐘，再利用以下的伸展進行肌肉的微調。這些動作讓日常生活中最常用到的肌肉群得以伸展、放鬆。

　　平時我們常會用違反自然的方式使用身體，造成肌肉的僵硬、緊繃，「肌肉僵直」這種毛病也就隨之而來。只要每天花不到10分鐘做伸展，就可以擺脫這種累積的僵硬，讓身體活動起來更輕鬆。

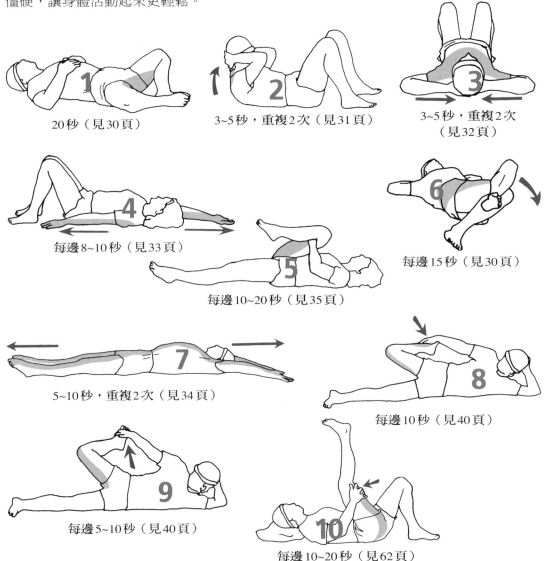

1　20秒（見30頁）

2　3~5秒，重複2次（見31頁）

3　3~5秒，重複2次（見32頁）

4　每邊8~10秒（見33頁）

5　每邊10~20秒（見35頁）

6　每邊15秒（見30頁）

7　5~10秒，重複2次（見34頁）

8　每邊10秒（見40頁）

9　每邊5~10秒（見40頁）

10　每邊10~20秒（見62頁）

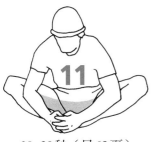

20~30秒（見62頁）

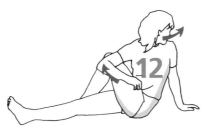

每邊8~10秒（見64頁）

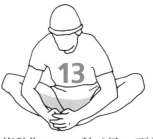

重複動作11，10秒（見62頁）

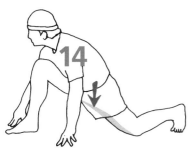

每邊5~15秒（見55頁）

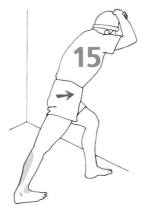

每邊10~15秒（見75頁）

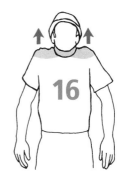

4~5秒，重複2次（見50頁）

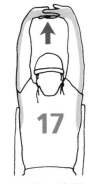

10~12秒，重複2次
（見94頁）

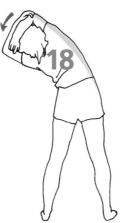

每邊8~10秒（見48頁）

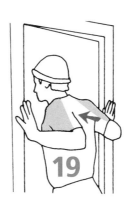

20~30秒（見51頁）

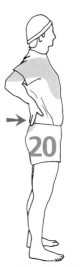

10秒，重複2次
（見50頁）

手、手臂和肩膀

約做4分鐘

　　這一系列伸展可以紓解重複施力對手部及手臂造成的負擔。伸展時要放鬆，自然呼吸，讓自己保持在舒服的狀態。

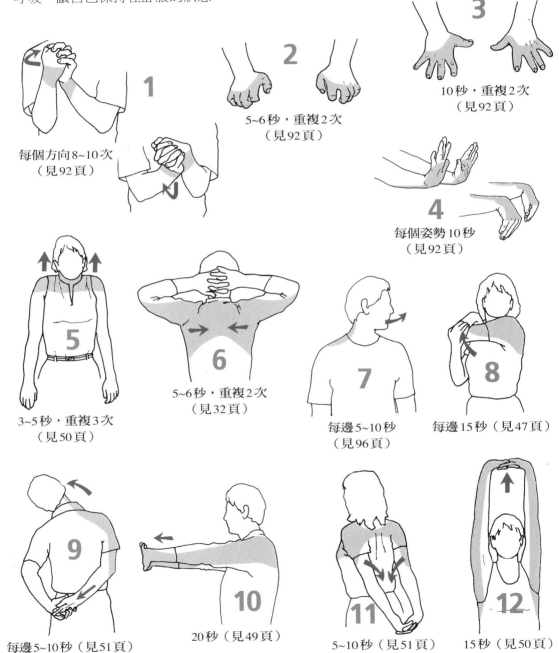

1 每個方向8~10次（見92頁）

2 5~6秒，重複2次（見92頁）

3 10秒，重複2次（見92頁）

4 每個姿勢10秒（見92頁）

5 3~5秒，重複3次（見50頁）

6 5~6秒，重複2次（見32頁）

7 每邊5~10秒（見96頁）

8 每邊15秒（見47頁）

9 每邊5~10秒（見51頁）

10 20秒（見49頁）

11 5~10秒（見51頁）

12 15秒（見50頁）

肩、頸和手臂

約做5分鐘

　　很多人的肩頸都非常緊，以下這套動作就是要解決這個問題。你隨時都可以做，做的時候記得要深呼吸、放輕鬆。

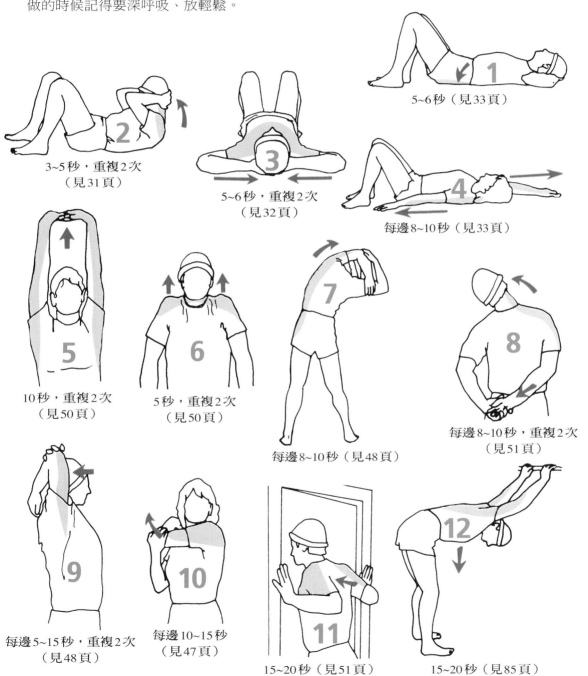

1　5~6秒（見33頁）

2　3~5秒，重複2次（見31頁）

3　5~6秒，重複2次（見32頁）

4　每邊8~10秒（見33頁）

5　10秒，重複2次（見50頁）

6　5秒，重複2次（見50頁）

7　每邊8~10秒（見48頁）

8　每邊8~10秒，重複2次（見51頁）

9　每邊5~15秒，重複2次（見48頁）

10　每邊10~15秒（見47頁）

11　15~20秒（見51頁）

12　15~20秒（見85頁）

下背部

約做6分鐘

　　這些動作是為了紓解下背部疼痛而設計的，對於去除上背及肩頸的緊繃也有幫助。若想達到最大的效果，每天睡前都應該做一遍。做的時候記得伸展的部位不要繃太緊，也就是不要過度伸展。

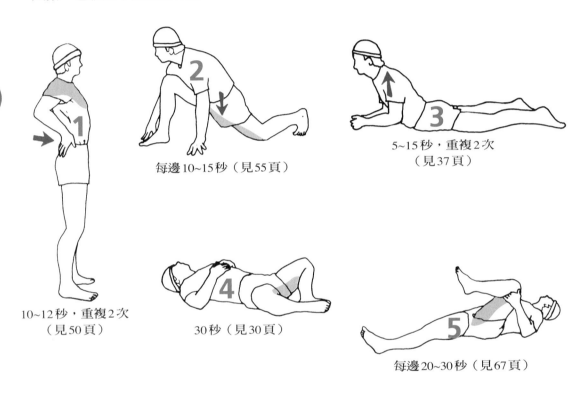

10~12秒，重複2次
（見50頁）

每邊10~15秒（見55頁）

5~15秒，重複2次
（見37頁）

30秒（見30頁）

每邊20~30秒（見67頁）

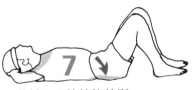

收縮5~8秒然後放鬆，
重複2次（見33頁）

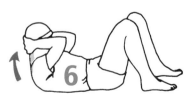

收縮3~5秒然後放鬆，
重複2次（見31頁）

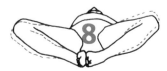

上下輕輕擺動15~20次
（見30頁）

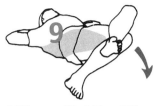

每邊10~30秒（見31頁）

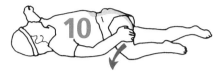

每邊10~15秒（見36頁）

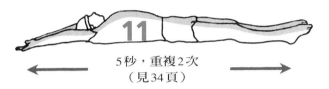

5秒，重複2次
（見34頁）

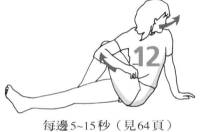

每邊5~15秒（見64頁）

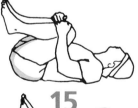

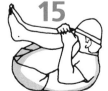

10~15秒，重複2次
（見67頁）

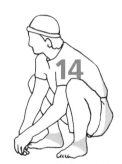

20秒（見62頁）

10~15秒（見69頁）

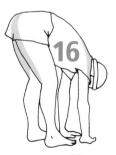

5~10秒
（見59頁）

腿、鼠蹊和臀部

約做 7 分鐘

先稍微走動或踩固定式腳踏車，再舒服伸展個 2~3 分鐘。當你的柔軟度變得比較好之後，記得伸展時要控制好動作，不要過度。要放鬆，規律呼吸。

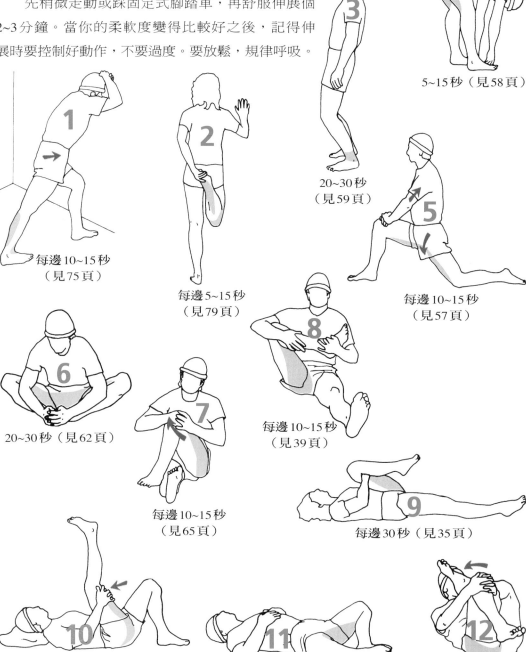

5~15秒（見58頁）

每邊10~15秒
（見75頁）

每邊5~15秒
（見79頁）

20~30秒
（見59頁）

每邊10~15秒
（見57頁）

20~30秒（見62頁）

每邊10~15秒
（見65頁）

每邊10~15秒
（見39頁）

每邊30秒（見35頁）

每邊10~20秒
（見62頁）

30秒（見30頁）

每邊10~15秒
（見40頁）

想到就伸展

不管是在看報紙、講電話，還是等公車……你隨時隨地都可以做做簡單、放鬆的伸展。發揮你的創意，把平時很容易就浪費掉的零碎時間拿來好好利用。

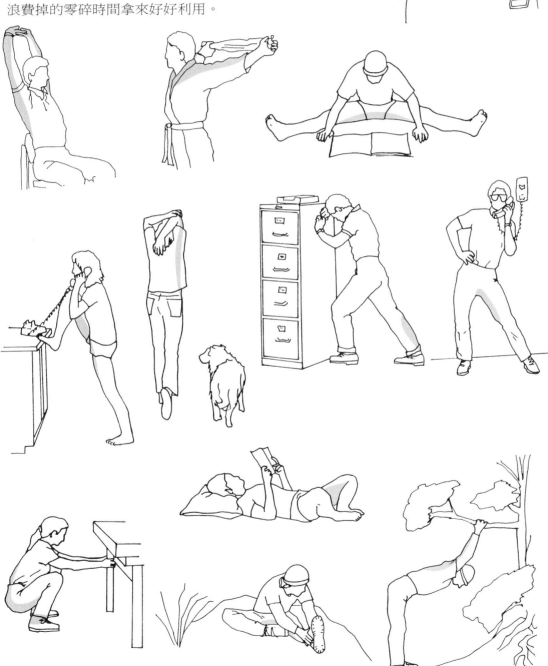

從事勞動工作前

約做6分鐘

在從事任何勞動（特別是舉重物）之前，一定要先做伸展。伸展就像一種訊號，告訴你的身體「準備上工囉」！此外，工作前先做幾分鐘的伸展也會讓你覺得比較舒服，同時也能防止受傷。

每邊10~20秒
（見75頁）

每邊10~15秒
（見75頁）

每邊5~10秒
（見75頁）

每邊10~15秒
（見77頁）

每邊10~15秒
（見78頁）

每邊10秒
（見79頁）

3~5秒，重複2次
（見50頁）

每邊3~5秒
（見50頁）

10秒（見49頁）

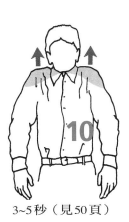

3~5秒（見50頁）

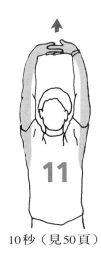

10秒（見50頁）

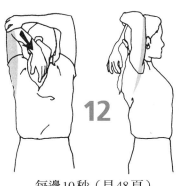

每邊10秒（見48頁）

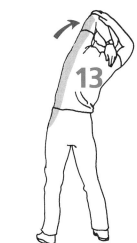

每邊8~10秒
（見48頁）

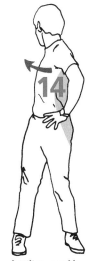

每邊8~10秒
（見85頁）

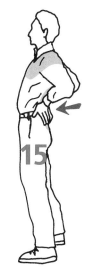

8~10秒，重複2次
（見50頁）

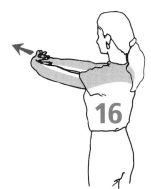

10秒（見49頁）

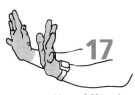

8~10秒，重複2次
（見92頁）

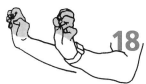

5~8秒，重複2次
（見92頁）

久坐之後

約做4分鐘

這個系列的伸展適合在久坐之後練習。坐姿會讓血液停留在下肢和腳部，不僅造成腿後肌群緊繃，背部和頸部的肌肉也會變得僵硬。這些伸展動作能改善血液循環，讓因為久坐而緊繃的身體獲得紓解。

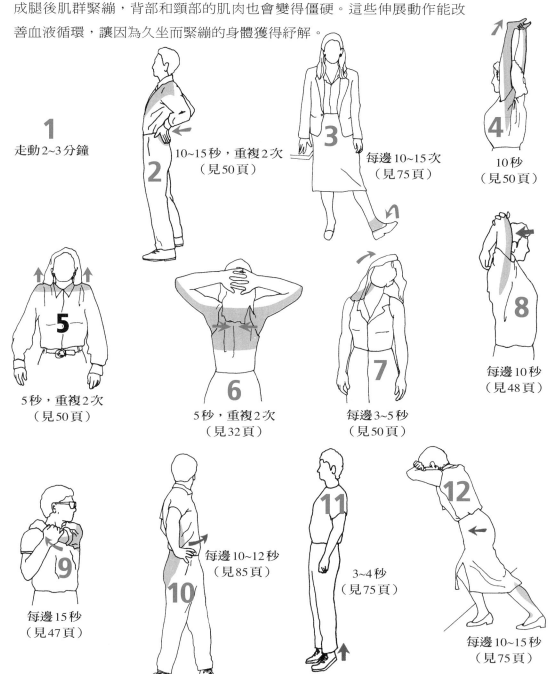

1
走動2~3分鐘

2
10~15秒，重複2次
（見50頁）

3
每邊10~15次
（見75頁）

4
10秒
（見50頁）

5
5秒，重複2次
（見50頁）

6
5秒，重複2次
（見32頁）

7
每邊3~5秒
（見50頁）

8
每邊10秒
（見48頁）

9
每邊15秒
（見47頁）

10
每邊10~12秒
（見85頁）

11
3~4秒
（見75頁）

12
每邊10~15秒
（見75頁）

種花蒔草前後

約4分鐘

去庭園幹活之前，先做一點輕鬆的伸展。這些動作可以讓你的身體等一下使用起來更有效率，不像平常做了一會兒就全身緊繃、僵硬。做做伸展可以幫助你減緩肌肉的壓力，工作起來更順手。

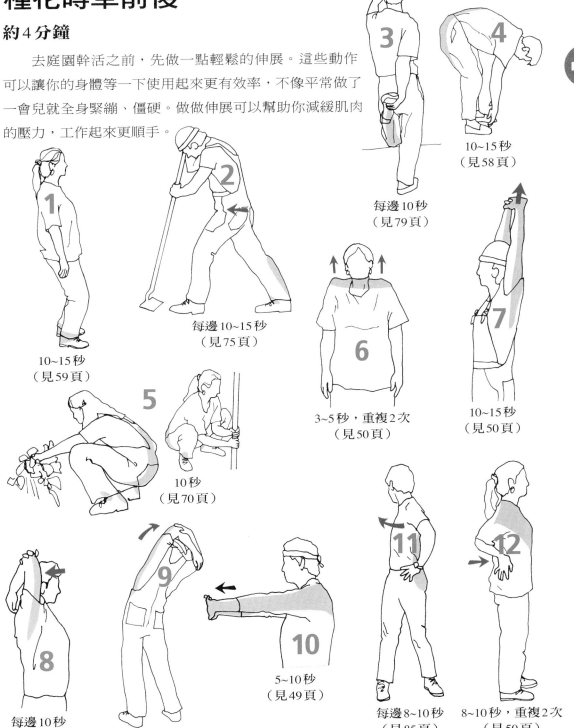

1
10~15秒
（見59頁）

2
每邊10~15秒
（見75頁）

3
每邊10秒
（見79頁）

4
10~15秒
（見58頁）

5
10秒
（見70頁）

6
3~5秒，重複2次
（見50頁）

7
10~15秒
（見50頁）

8
每邊10秒
（見48頁）

9
每邊8~10秒
（見48頁）

10
5~10秒
（見49頁）

11
每邊8~10秒
（見85頁）

12
8~10秒，重複2次
（見50頁）

隨時隨地做伸展

久坐之後・種花蒔草前後

銀髮族

約做7分鐘

做伸展永不嫌遲。年紀越大，越應該規律地伸展。

隨著年紀增長、活動力下降，肢體能夠活動的範圍也會越來越小，同時肌肉也會失去彈性，變得緊繃、無力。不過呢，身體是很奇妙的，只要規律健身，失去的柔軟度和力量都能補救回來。

基本的伸展方法不分年齡、柔軟度，都是一樣的。適當伸展的意思是說不要超過自己覺得舒服的限度，你也不需要做到書中圖示的程度，學習用自己的感覺來衡量、不要過度伸展。放鬆僵硬已久的肌肉是需要時間的，只要有耐心，每個人都做得到。如果你對任何動作有疑慮，先問問醫生的意見再做。

下面就是讓你恢復／保持柔軟度的系列伸展動作。

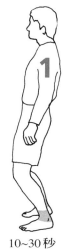

10~30秒
（見59頁）

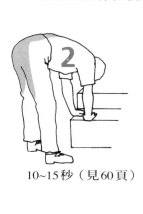

10~15秒（見60頁）

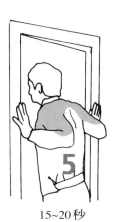

每邊10~15秒
（見75頁）

每邊10秒
（見79頁）

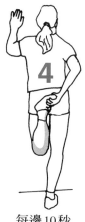

15~20秒
（見51頁）

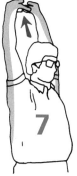

每邊8~10秒
（見48頁）

10~15秒
（見50頁）

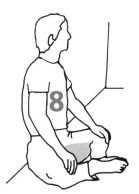

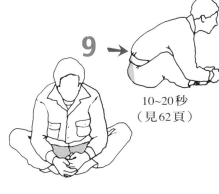

10~20秒
（見62頁）

10~15秒
（見63頁）

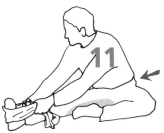

每邊10~15秒
（見44頁）

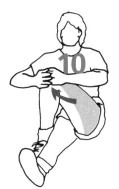

每邊10~20秒
（見65頁）

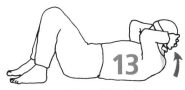

3~5秒，重複2次
（見31頁）

20~30秒
（見30頁）

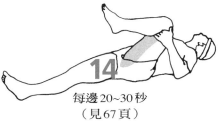

每邊20~30秒
（見67頁）

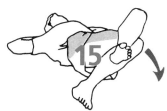

每邊10~15秒
（見31頁）

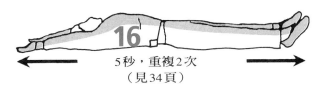

5秒，重複2次
（見34頁）

孩童

約做5分鐘

開始伸展永不嫌早！示範下面的動作給孩子看（或給孩子的老師看，讓老師帶全班一起做），告訴孩子伸展不是比賽，慢慢做，把注意力放在伸展的部位上。

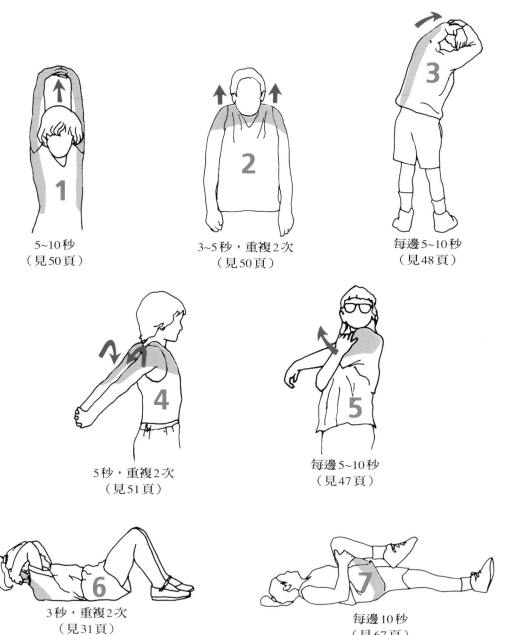

1
5~10秒
（見50頁）

2
3~5秒，重複2次
（見50頁）

3
每邊5~10秒
（見48頁）

4
5秒，重複2次
（見51頁）

5
每邊5~10秒
（見47頁）

6
3秒，重複2次
（見31頁）

7
每邊10秒
（見67頁）

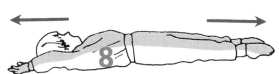

3~5秒，重複2次
（見34頁）

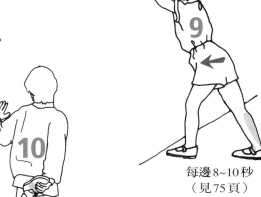

每邊8~10秒
（見75頁）

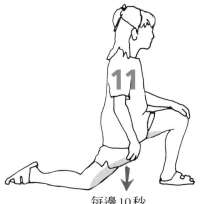

每邊10秒
（見55頁）

每邊5~10秒
（見79頁）

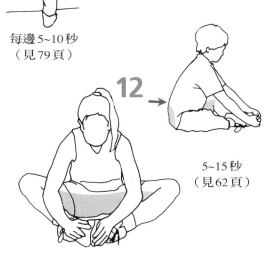

5~15秒
（見62頁）

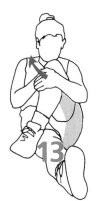

每邊8~10秒
（見65頁）

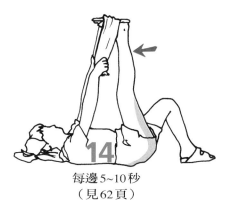

每邊5~10秒
（見62頁）

看電視時

　　很多人可以每天晚上花好幾個小時看電視，卻覺得自己沒時間做伸展。那邊看邊做總可以吧？下面這些動作都不會妨礙你看電視，而且有點事做，你就不會白白在那兒坐好幾個小時。

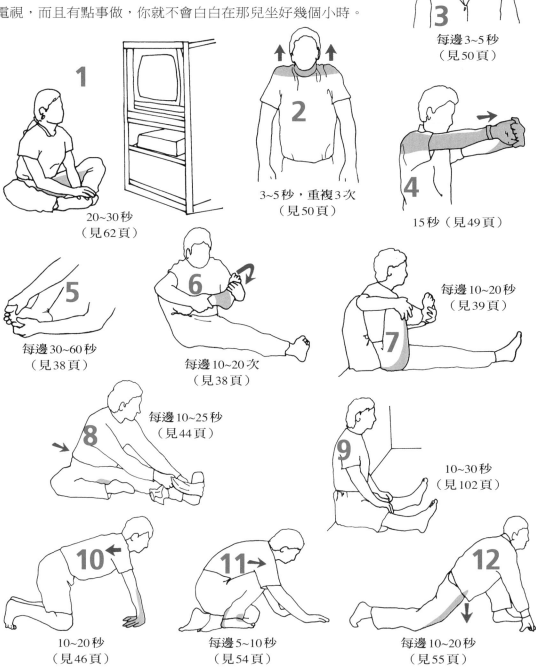

3
每邊3~5秒
（見50頁）

1
20~30秒
（見62頁）

2
3~5秒，重複3次
（見50頁）

4
15秒（見49頁）

5
每邊30~60秒
（見38頁）

6
每邊10~20次
（見38頁）

7
每邊10~20秒
（見39頁）

8
每邊10~25秒
（見44頁）

9
10~30秒
（見102頁）

10
10~20秒
（見46頁）

11
每邊5~10秒
（見54頁）

12
每邊10~20秒
（見55頁）

走路前後

約做5分鐘

以下的伸展動作可以讓你走起路來感覺更輕快。伸展之前先隨意走動個幾分鐘。

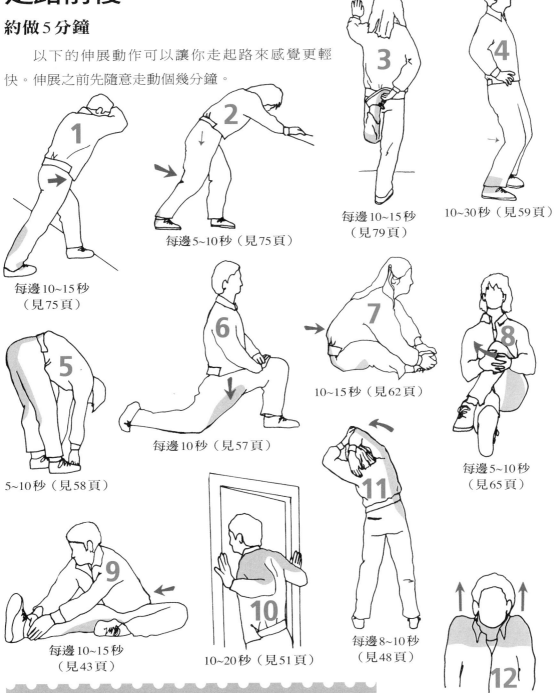

每邊10~15秒
（見75頁）

每邊5~10秒（見75頁）

每邊10~15秒
（見79頁）

10~30秒（見59頁）

5~10秒（見58頁）

每邊10秒（見57頁）

10~15秒（見62頁）

每邊5~10秒
（見65頁）

每邊10~15秒
（見43頁）

10~20秒（見51頁）

每邊8~10秒
（見48頁）

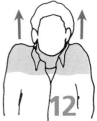

5秒，重複2次
（見50頁）

時間不夠？那花1分半做迷你版吧！動作1、2、6、11。

旅途中

約做2分鐘

旅途中可以做一些伸展，紓解身體的緊繃與僵硬。

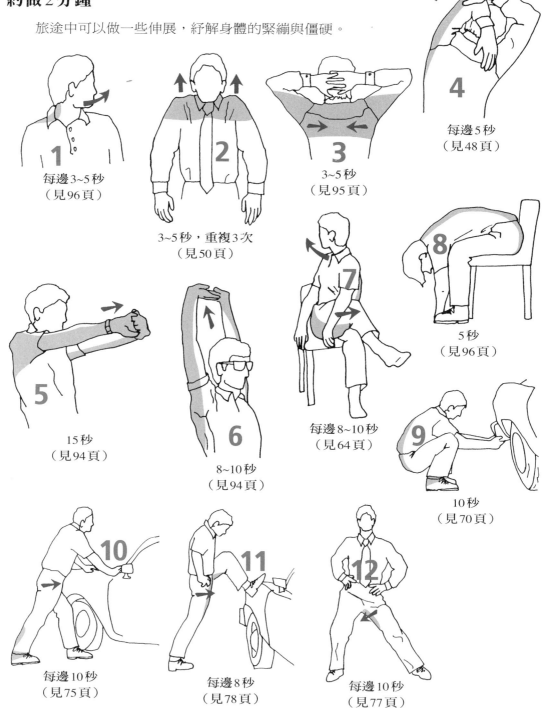

1 每邊3~5秒
（見96頁）

2 3~5秒，重複3次
（見50頁）

3 3~5秒
（見95頁）

4 每邊5秒
（見48頁）

5 15秒
（見94頁）

6 8~10秒
（見94頁）

7 每邊8~10秒
（見64頁）

8 5秒
（見96頁）

9 10秒
（見70頁）

10 每邊10秒
（見75頁）

11 每邊8秒
（見78頁）

12 每邊10秒
（見77頁）

飛機上

　　把這頁印下來，下次搭飛機的時候帶著。坐飛機時做做伸展，可以紓解身體的緊張和僵硬，讓自己更放鬆些。如果鄰座的人學你做，那是很正常的，不必太驚訝。這些伸展尤其適合在飛機降落之前做。

1
10秒，重複2次
（見92頁）

2
5秒，重複2次
（見50頁）

3
每邊3~5秒
（見50頁）

4
3~5秒
（見95頁）

5
每邊5秒
（見48頁）

6
10秒
（見94頁）

7
8~10秒
（見94頁）

8
每邊10~12秒
（見75頁）

9
每邊8~10秒
（見77頁）

3C世代的伸展

電腦

十年前我們曾增訂過這本書，加入了長時間久坐的工作方式，尤其是電腦使用過度的問題。

使用電腦，讓我們必須長時間維持同一姿勢。以前用打字機，至少還會有一些身體的活動，比如：把紙放進打字機、轉動旋鈕（調整紙張的位置）、拉下滑動架（換行）等等。改用電腦打字之後，一個鍵盤就取代了所有動作。

手機

過去十年間，手機的使用頻率大幅增加，同時也帶來了一些問題，特別是因為長期低頭、姿勢不良所引起的問題。

在本章中，我們會列出因為每天長時間使用電腦或手機所引發的問題，並提出簡單的伸展祕訣，幫助大家改善姿勢、減少疼痛，讓大家覺得舒服一些。

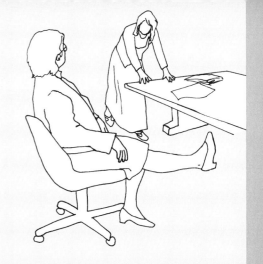

134　書桌（電腦）伸展

138　鍵盤族的伸展

139　上線時的伸展

140　設計工作者的伸展

141　累壞時的伸展

142　手機引起的健康問題

146　手機伸展（坐姿）

147　手機伸展（站姿）

148　運動的重要

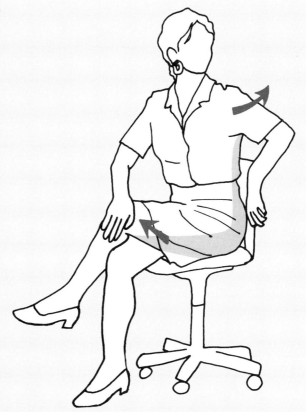

書桌（電腦）伸展

從人類歷史的演進來看，一坐下來就好幾個小時不動，是晚近才出現的現象。現代人使用電腦工作，常常一坐就坐太久，忘記起身動一動，導致問題叢生。

電腦造成的傷害

現在的輕觸式鍵盤，讓打字速度飛快，後果就是雙手、手臂和肩膀很容易受傷。每天重複敲打鍵盤幾千次，再加上長時間抓握滑鼠，長久下來很容易對身體造成傷害。倘若加上使用鍵盤的技巧不當以及／或是姿勢不良，又會增加肌腱和神經的壓力，使雙手、手腕、手臂、肩膀和脖子的情況雪上加霜。

典型問題

- 重複性勞損（Repetitive strain injuries, RSI，如腕隧道症候群和肌腱炎）：通常都是因為重複性的動作所引起。
- 背痛：久坐會壓迫脊椎。如果你姿勢不良，地心引力會讓問題變得更嚴重。
- 肌肉僵硬：長時間維持同樣姿勢，容易造成脖子和肩膀疼痛。
- 關節緊繃：維持同樣的動作會讓關節變僵硬，導致需要移動時變得困難，甚至會痛。
- 循環不良：當你久坐不動，會讓血液停留在下肢，造成循環不良。影響所及，手和肩膀都會覺得麻麻刺刺的，而且容易冰冷僵硬。

如果出現這些症狀該怎麼辦？

每個人偶爾都會這兒疼那兒痛的，一般大概一兩天內症狀就會消失。不過，如果你的症狀因為使用電腦而反覆出現，一定要盡快就醫。早點診斷可以防微杜漸。千萬不要輕忽疼痛，因為很可能會釀成大禍。治療疼痛沒有捷徑，不可能因為你戴了護腕、墊了扶手、改用人體工學鍵盤或者去整脊，一回到工作崗位就可以馬上火力全開。就像腕隧道症候群的患者在動完手術後，如果沒有改變工作習慣，疼痛依然會再找上門。因為受傷了的確會痊癒，但需要的是幾個月的時間，而不是幾天。

人體工學：所謂的現代辦公室人體工學，指的是提供能改善舒適度、提高安全性、促進員工健康的家具、工具和設備。以下是一些基本原則：

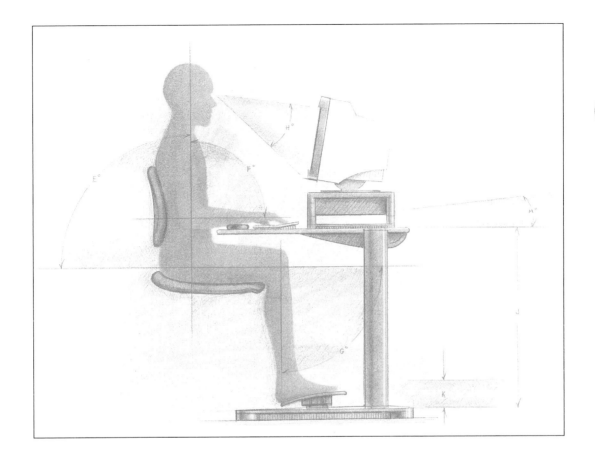

- 鍵盤高度必須在打字時讓前臂、手腕和手掌呈一直線，與地面平行；或由手肘至手掌略微向下指向地板。總之手掌絕不能往上折。最好的狀況是，放鍵盤的桌子可以調整高度。現在市面上有許多符合人體工學設計的鍵盤，其中有一些很特別。
- 滑鼠墊的高度，一樣要讓手臂、手腕到手掌呈現「自然」的狀態，最好的情況，就是放滑鼠墊這張桌子本身的高度可以調整。
- 打字時，手腕不要靠在任何物品上，而且也不要往上折、往下垂，或歪一邊。若從上面俯瞰，手腕應該要跟前臂呈一直線。需要移動時，力量從手臂帶動，手腕不要枕在其他東西上，而是手指往前探，去敲打鍵盤。
- 椅子必須能自由調整高度，而且坐起來要舒服。高度調整好後，大腿應該與地面平行，或臀部至膝蓋呈稍微向下的角度。打字時上身挺直，不要人往後倒或是往前趴著打字，而且要保持放鬆。

進階祕訣

- 坐和站。經常變換姿勢很重要，工作幾小時後，你可能需要調整一下椅子的高度或角度，或者久坐之後，換成站著工作。其實，人體感覺壓力最小的工作姿勢是「同時坐和站」，而不是「坐著或站著」。現在很多人會使用站立地墊或「抗疲勞地墊」，在站著工作時就可以幫忙支撐和緩衝。

- 打字時不要用力敲，使用符合人體工學的改良式輕觸鍵盤。

- 同時使用雙手按Command-P、Ctrl+C、Alt+F這些快速鍵，不要只使用單手、導致手腕不當扭轉。

- 輕握滑鼠，不要用力到像要捏碎它一樣。把滑鼠放在不需費力就能構著的位置（最好不要離鍵盤太遠），才不必為了拿滑鼠還得特別調整姿勢。

- 把觸控式軌跡板設定為「輕觸點擊」，如此一來，就不需要為了點擊或拖拉用到大拇指，對大拇指和手腕造成的壓力會小一點。

- 保持手臂及手部的溫暖。體溫較低時，肌肉和肌腱更容易因為過度使用而受傷。尤其很多辦公室的冷氣都開得很強，工作時可以戴上無指手套，維持手的溫度。

- 休息。暫時不需要打字的時候，讓雙手離開鍵盤，可以放在大腿上或是自然垂放在大腿邊，休息一下。

- 伸展。把握時間多多伸展（見138~141頁）。

- 抬腳。每天把腳抬高5~10分鐘，可幫助血液循環，是對健康很有益的習慣。

- 動一動。可以的話站起來走走，想找座位附近的同事談事情，盡可能親自走過去，不要打電話。多走樓梯（幾層樓都好），不要搭電梯。

- 暫停（休息）一下。有專家建議每3分鐘休息10秒，也有專家建議每15分鐘休息1分鐘、每30分鐘休息5分鐘，或每2小時休息15分鐘等。休息時可以做做伸展，或起身動一動。

- 使用按摩杖。這個工具對紓解上半身的僵硬緊繃很有幫助（見236頁）。

- 呼吸。每小時做一次橫膈膜深呼吸能幫助你舒緩壓力、冷靜下來，更能保持專注。補充說明：只要一呼吸你就會用到橫膈膜（見237頁呼吸練習器，可以加強橫膈膜附近肌肉的使用）。

伸展有什麼幫助？

● 如果你沒有受傷，請使用138~141頁的伸展技巧來加以預防。保持每天規律伸展，就能幫助你減少重複性勞損的威脅。

● 如果你已經受傷，請帶這本書去請教你的醫師，問問他你可以做哪些動作。記得，238~239頁的「伸展處方」可以客製化，方便依據自己的情況，設計出一套適合你的伸展動作組合。

● 以下4頁伸展活動是針對工作時需要使用電腦的人所設計的。

鍵盤族的伸展

約1分15秒

很多人不了解，日復一日成天敲著鍵盤，其實是很耗體力的。近年來，因為使用滑鼠和鍵盤造成的重複性勞損案例大幅增加。以下是特別為鍵盤手設計的伸展練習，目的是防範可能（或已經）遇到的問題。

● 如果你已經受傷了，去找醫生（最好找有治療重複性勞損經驗的）詢問專業意見，看看哪些伸展對你的恢復會有幫助（見238~239頁伸展處方）。
● 如果你沒有受傷，每天確實做好這些伸展（比如按下「儲存」鍵之後剛好可以伸展一下），預防勝於治療。
● 閱讀本書134~137頁，可以得到更多關於重複性勞損的資訊。

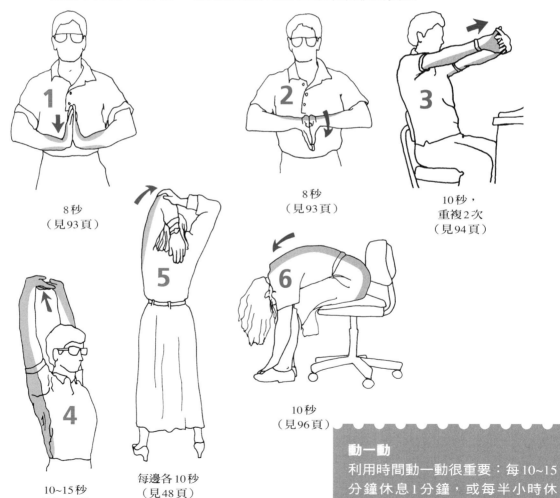

1

8秒
（見93頁）

2

8秒
（見93頁）

3

10秒，
重複2次
（見94頁）

4

10~15秒
（見50頁）

5

每邊各10秒
（見48頁）

6

10秒
（見96頁）

動一動
利用時間動一動很重要：每10~15分鐘休息1分鐘，或每半小時休息5分鐘。站起來，走動一下。

上線時的伸展

約 1 分鐘

　　不管連線速度多快，你上線時總是在等著下載些什麼（這大概很難會有什麼改變，因為連線速度越來越快的同時，檔案也越來越大）。這些伸展動作是針對上半身設計的，特別是脖子、肩膀和手腕。

● 線上閱讀時，不需要鍵盤或滑鼠就能空出雙手來做伸展。
● 跟著練幾次以後，你就會牢牢記住，以後可以常常練習。

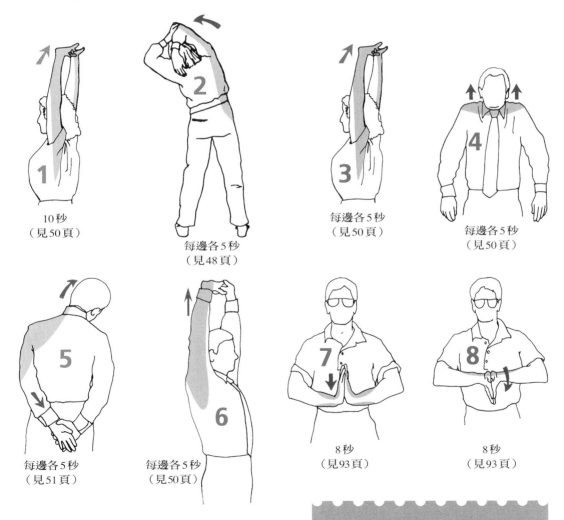

1　10秒
（見50頁）

2　每邊各5秒
（見48頁）

3　每邊各5秒
（見50頁）

4　每邊各5秒
（見50頁）

5　每邊各5秒
（見51頁）

6　每邊各5秒
（見50頁）

7　8秒
（見93頁）

8　8秒
（見93頁）

如果沒時間一次做完全部動作，可以分成幾個小段做，如1、2、3或4、5、6或7、8。

設計工作者的伸展

約1分30秒

　　長時間專注在視覺影像上會對身體和雙眼造成負擔；使用手寫筆和手寫板則容易引起手指和手腕的問題。工作時要記得定時休息，或是利用電腦處理資料的時間做做以下的伸展動作。

- 若需要更多運動處方，可查238~239頁。
- 也可以做其他運動，或起身走動。

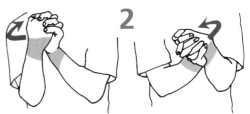

順時針、逆時針各10次
（見92頁）

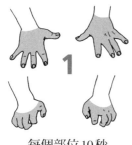

每個部位10秒
（見92頁）

5秒
（見95頁）

每邊10秒
（見95頁）

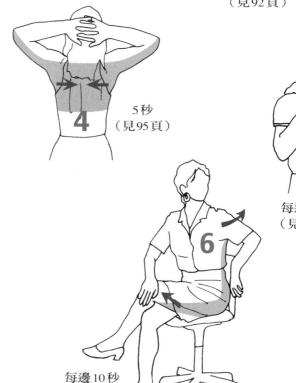

每邊10秒
（見64頁）

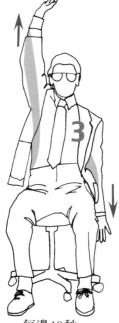

每邊10秒
（見87頁）

眼睛運動
每隔一段時間，看看窗外或遠方。適時變換焦距可以減輕長時間近距離用眼對眼睛的負擔。

累壞時的伸展

約 1 分 30 秒

- 累了一整天？
- 電腦不聽話？
- 重要會議在即？
- 需要放鬆一下？

一天當中總有某些時候，你會覺得身體在告訴你，它所承受的壓力已經快破表了。這時，千萬別讓緊張持續累積，毀了你的工作成果；而是要調整好自己的節奏，定時休息做伸展。

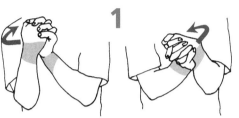

每個位置10秒
（見92頁）

- 深深地呼吸

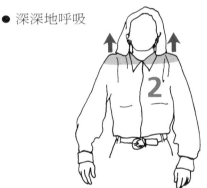

3秒，重複2次
（見50頁）

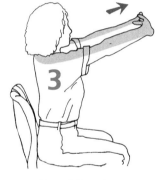

10秒，重複2次
（見94頁）

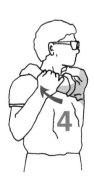

每邊各15秒
（見95頁）

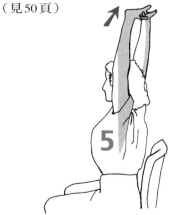

10秒（見50頁）

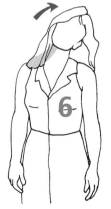

每邊各5秒
（見50頁）

手機引起的健康問題

Google的研究數據顯示，2019年全世界大概有30到40億人使用智慧手機，而這個數目還在增加中。

根據RescueTime這款蘋果和安卓系統均可使用的APP提供的資料，2019年人們每天大約花3至4小時使用手機，有20％的人甚至使用到4.5小時。

智慧手機就這樣悄悄改變了我們的生活，因為手機實在太方便、太好用了，導致大家都忽略了它的一大缺點：對姿勢的影響。姑且不論其他，背就容易不舒服。

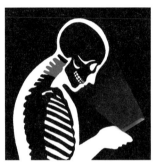

看看身邊的青少年就會發現，他們滑手機的姿勢如出一轍：脖子往前伸、重心失衡。生命才剛起步的年輕人，在缺乏覺知的情況下養成了低頭看小螢幕的習慣，而且一看就是好幾個小時。之所以說缺乏覺知，因為這是漸進的過程，就像溫水煮青蛙。

成人也一樣。下次上街或去市場、搭大眾運輸工具的時候，你可以注意一下身邊的人，看看他們都是怎樣彎腰駝背在滑手機的。

（不過，這也不全然是手機的關係：因為我們看書、開車、甚至走路，頭也會往前伸，所以頭部基本上一直處於失衡的狀態。）

重複使用手指（或大拇指）也可能導致關節炎或腕隧道症候群等重複性勞損。

「科技頸」（tech neck），或是「簡訊頸」（text neck），不只讓脖子僵硬，疼痛感可能會延伸到兩片肩胛骨之間，有時還可能造成頭痛。若是更嚴重，隨著時間過去，肌腱和關節也可能因此受到傷害，整個人看起來一副垂頭喪氣的樣子。

因為坐姿、站姿、走路或滑手機的姿勢不對，除了可能造成上半身疼痛僵硬，還可能影響脊椎的其他部位，像是背部或下背部。一旦持續一段時間，這類型的傷害就會很難處理，因為肌腱不是肌肉，不能用力收縮，所以肌腱一旦受傷，就很難治療。

大家可以上網找一下資料，Google「科技頸」，就會有成千上萬筆資料跑出來。另外，如果真的有問題，我們也鼓勵你尋求專業意見。

科技頸

科技頸這個詞形容的是因為低頭滑手機造成的脖子（及肩膀）疼痛，為了支撐往前伸的頭，脖子後面的肌肉勢必相對要收縮。

一般成人的頭重量大概5公斤，往前伸的角度越大，對脊椎造成的壓力也會越大。往前傾斜15°，脊椎的壓力大概是12公斤（其中5公斤是頭本身的重量，7公斤則是因為姿勢失衡產生的）。

長時間低頭看手機會導致頸椎整個彎成弧形。

簡訊頸

簡訊頸指的是來自於用手機寫訊息引起的問題。

邊開車邊寫訊息很危險，邊走路邊寫也一樣。因為邊走路邊寫訊息使得行人事故持續增加，有些城市甚至考慮立法，把這樣的行為列為違法行為。

比起講電話或使用語音辨識功能講話，寫簡訊需要更多的專注力（講電話不需要注意手機的存在）。

在接下來這幾頁裡，我會介紹一些簡單動作，照著做，就能平衡因為使用智慧手機對身體造成的傷害。

姿勢檢視──站姿

你現在的姿勢如何？身體的重量是不是平均分配在兩腳，還是主要都只靠一隻腿站？你的頭是不是往前伸、導致圓肩，使得自己的脖子、肩膀和背部都承受了壓力？下巴呢？是不是因為你咬緊牙關讓它變緊，同時造成整個上半身緊繃？你的手是放鬆的嗎？還是因為擺在一個不舒服的姿勢，覺得很緊繃？

以下這些方法能幫助你恢復動作平衡，減少不必要的肌肉緊繃和僵硬：

- 意念放在你的雙腳。站立時注意雙腳打開與肩同寬，腳尖向前。雙腿伸直，但是注意不要撐得過直。確認身體的重心是否平均落在兩腳之間，這麼做可以幫助你的重心直接下沉，呈現放鬆、有力的狀態；不會像重心放在單腳那樣不穩定、沒有力量。
- 接下來，把意念放在上身和頭。腳站穩後，微微挺胸，頭稍微往後抬一點點，放回肩膀正上方的位置。這時，你的下巴應該和地面平行，眼睛平視前方（不要看地上）。可以提醒自己：站挺一點。檢查一下你的下顎放鬆了嗎？如果還

沒有，就這麼跟自己說：「放鬆下顎」，然後放開習慣咬緊的牙關，讓下顎放鬆一些。

● 把意念放在肩膀。再來，兩邊肩膀往上靠近耳朵，停1~3秒，重複3~5次。吸氣肩膀往上，吐氣往下，提醒自己：「肩膀往上，往下。」

● 手。如果覺得緊繃，就放鬆它，像93頁那樣甩動，想著：「手放鬆。」

● 呼吸。每小時做10次吸飽氣的橫膈膜呼吸，有助於紓解壓力。

● 找時間重新整理自己的結構排列。這麼做可以減輕因姿勢不良造成的疼痛和不舒服。

每天花點時間，迅速檢查自己的姿勢。如果肩膀緊繃，就上下聳聳肩；下顎如果放鬆了，就能減輕臉部和上半身的壓力。如果站立時重心跑掉了，那就重新整理腿部的結構排列，好讓身體的重心能平均分配。

有三件事需要練習：

1. 把手機往上拿到眼睛的高度，不要以眼就手。
2. 往下看是視線往下，不要低頭。
3. 使用手機每15~20分鐘，休息3分鐘。

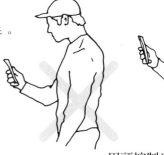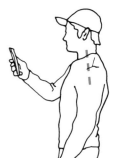

用頭控制身體

減少使用手機的壓力

Google報告指出：「……行動裝置中的社群軟體、電子郵件及新聞APP」導致「強迫感，造成壓力」該怎麼辦呢？

關掉所有通知，只保留你真正想收到訊息的軟體。

如果有APP或網站讓你覺得焦慮或有壓力，就刪了它吧（像YouTube、臉書、推特、WhatsApp、微信、抖音、IG等APP都讓大家花了很多時間）。

休息。試試24小時的「數位安息日」。很多嘗試這麼做的人，都得到了意外的安寧和平靜。暫時擺脫數位裝置的束縛，大家在重新回來使用時，都顯得容光煥發。

有些書籍教導大家如何「和手機分手」，書中會告訴你，如何「分手，再復合」，目的不是要你放棄使用手機，而是重新拿回使用手機的時間自主權。

伸展。請參考146~147頁手機伸展的部分。

手機貼紙

　　這邊有個適合手機的工具，它不是APP，而是可以列印出來貼在手機背面提醒自己的小物。可根據手機大小調整列印出來的尺寸。

　　如果你想伸展一下，不需要下載APP，只要把手機翻到背面，就可以開始了。同時，這款貼紙也會提醒你，手機要拿到眼睛的高度。

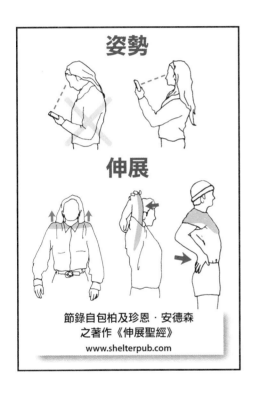

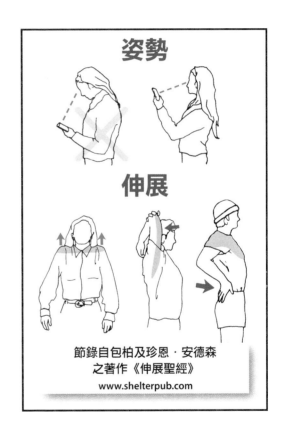

下載彩色版貼紙：https://bookevent.cwgv.com.tw/pdf/BGH202.pdf

手機伸展（坐姿）

約1分鐘

- 休息的時候，或覺得身體僵硬緊繃就做。
- 不用全部都做。
- 即使只做一項也有幫助。
- 記得呼吸。
- 跟著感覺伸展。這麼做有助於你發展對身體的覺知：好好認識身體的不同部位，跟它們建立連線吧。
- 散步。可以讓你血液循環順暢。
- 伸展完之後，把手機舉到眼睛的高度。常常練習這麼做，就能培養好習慣。

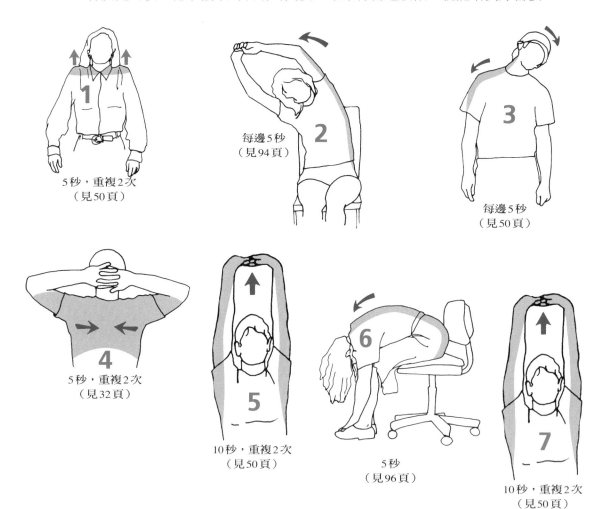

1 5秒，重複2次
（見50頁）

每邊5秒
（見94頁）
2

3 每邊5秒
（見50頁）

4 5秒，重複2次
（見32頁）

5 10秒，重複2次
（見50頁）

6 5秒
（見96頁）

7 10秒，重複2次
（見50頁）

手機伸展（站姿）

約 1 分半鐘

- 伸展到覺得肌肉有一點緊繃的感覺。
- 停在那裡，等覺得稍微鬆一點了。
- 再多推一點點。
- 專心感受肌肉和肌腱。
- 「一分耕耘一分收穫」的概念不適用於伸展。
- 緩慢、規律地呼吸。
- 練習把手機舉到眼睛的高度。

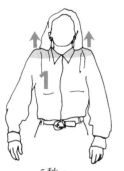

5秒，
重複3次
（見50頁）

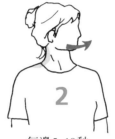

每邊5~10秒
（見96頁）

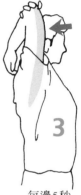

每邊5秒
（見48頁）

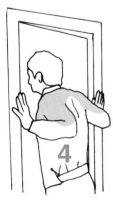

10~20秒
（見51頁）

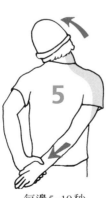

每邊5~10秒
（見51頁）

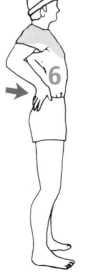

10~12秒，重複2次
（見50頁）

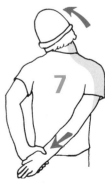

每邊5~10秒
（見51頁）

運動的重要

針對智慧手機帶來的問題（如科技頸），多伸展和保持良好姿勢當然不是唯一的解決之道。運動可增加心跳率，把血液輸送到肌肉，能增加關節的滑液分泌，還能把造成疼痛的毒素排出體外。

計畫：讓運動成為日常生活的一部分，而不是每天結束之前才想到，「如果我有時間……」想擁有穠纖合度的身材，不好好計劃是辦不到的。所以，你必須實際一點，讓運動成為生活的一部分。

列為優先項目：這麼做的話，你的未來將截然不同。身體活動將和生活中的享受、成就與成長並列為優先項目。

規律：比起讓身材失控、變形，恢復身材往往需要更長時間。所以，如果你只是幾天沒運動，那不需要太擔心，不要好幾週或幾個月沒規律運動就好。

確實執行：保持良好身材絕非憑運氣，或不需付出任何努力就可以達成的。你必須有耐心、有合理的計畫，並且投注時間，才辦得到。

學習自己喜歡的活動：像是走路、健行、跑步、自由車、游泳或重訓等等，可以參考151頁的活動列表，或針對你有興趣的活動Google適合的技巧訓練。

放輕鬆：剛開始不要躁進，先從一點點開始，給自己一年的時間慢慢增加分量。

休息：是從運動當中獲得最大利益的關鍵，所以，記得把休息日也排進每週的時程表裡。適當的休息可以修復身體組織的傷害，讓你變得更強壯，同時也能洗滌心靈。

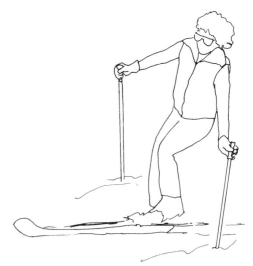

保持水分充足：能改善體能和心智功能、加強耐力，同時協助身體重要臟器（如心、肝、腎等）的正常運作。保持水分充足同時也讓運動起來更不費力、更享受。

每天抬腳。

按摩：盡可能常按摩（可參考236~237頁的保健工具介紹）。

全年維持良好體態：可讓你處於準備好的狀態，進行吸地板、洗車、剷雪、整理花園、清理房子等日常活動。規律地運動、做伸展，能幫助你維持良好體態（強壯、靈活且柔軟），讓你進行這些活動時更有活力，也更安全。

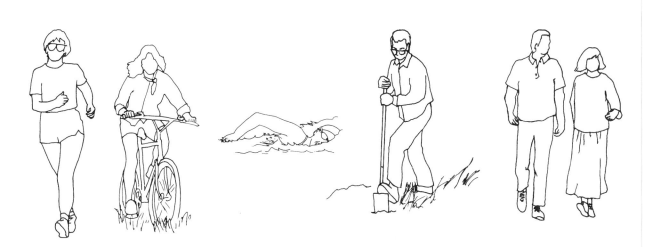

各種運動的伸展

　　在這個部分，我們將介紹適合各種單項運動的伸展動作。開始之前請先閱讀本書16~17頁「怎麼做伸展？」的單元。開始做某個動作時，請先閱讀動作說明（請參照該動作圖示後的頁碼）。幾次下來就會對如何正確的伸展更有概念了。以後就只要照著圖做即可。

　　比較激烈的運動（如跑步、美式足球等），建議在伸展之前先做一點熱身（比如說慢跑3~5分鐘，雙手同時大幅度擺動等）。請參考本書第18頁「熱身運動及緩和運動」單元。

　　教練和老師請注意，這些伸展動作只是大方向，請視特殊需求或所需時間來做增刪。

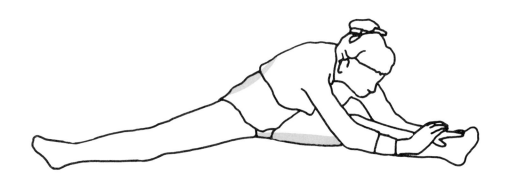

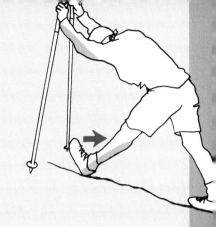

152　有氧運動

154　羽球

156　棒（壘）球

158　籃球

160　保齡球

162　自行車

164　馬術運動

166　花式滑冰

168　美式足球

170　高爾夫

172　體操

174　健行

176　冰上曲棍球

178　直排輪

180　獨木舟運動

182　武術

184　越野機車

186　登山自行車

188　壁球及手球

190　攀岩

192　牛仔競技

193　划船運動

194　跑步

196　越野滑雪

198　高山滑雪

200　單板滑雪

202　足球

204　衝浪

206　游泳

208　桌球

210　網球

212　登山

214　鐵人三項

216　排球

218　舉重

220　風帆

222　角力

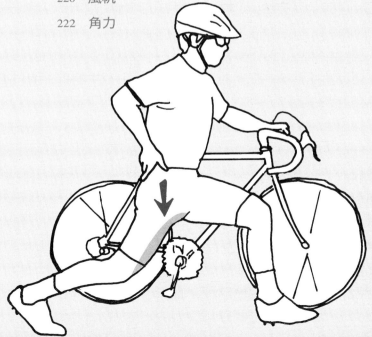

有氧運動

約6分鐘

伸展前先稍微做一下 2~3 分鐘的熱身

1

3~5秒，重複2次
（見50頁）

2

15秒
（見49頁）

3

10秒
（見50頁）

4

每邊10秒
（見48頁）

5

30秒
（見59頁）

6

每邊10秒
（見79頁）

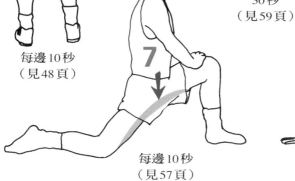

7

每邊10秒
（見57頁）

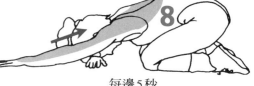

8

每邊5秒
（見46頁）

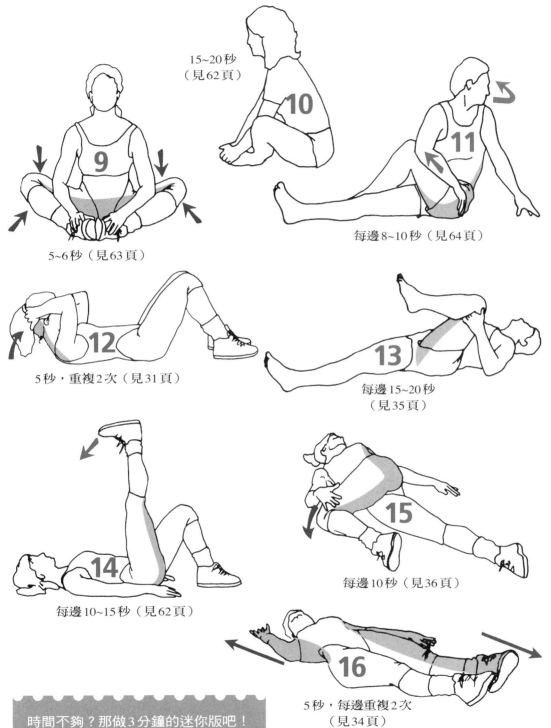

各種運動的伸展

有氧運動

15~20秒（見62頁）

10

每邊8~10秒（見64頁）

11

9

5~6秒（見63頁）

5秒，重複2次（見31頁）

12

每邊15~20秒（見35頁）

13

14

每邊10~15秒（見62頁）

每邊10秒（見36頁）

15

16

5秒，每邊重複2次（見34頁）

時間不夠？那做3分鐘的迷你版吧！
動作3、4、5、7、9、10、13、16。

羽球

約6分鐘

伸展前先稍微走個2~3分鐘，熱身一下

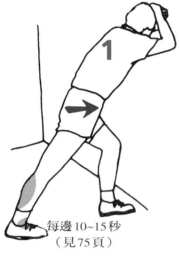

每邊10~15秒
（見75頁）

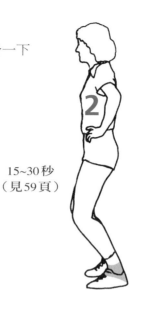

15~30秒
（見59頁）

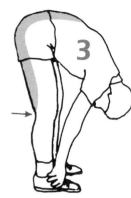

15~20秒（見58頁）

每邊10~15秒
（見79頁）

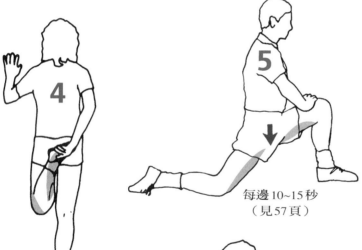

每邊10~15秒
（見57頁）

每邊8~10秒（見64頁）

10~15秒（見62頁）

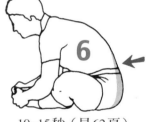

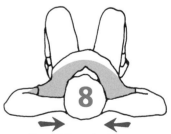

3~5秒，重複2次（見32頁）

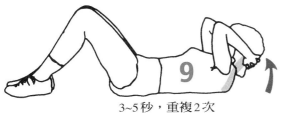

3~5秒，重複2次
（見31頁）

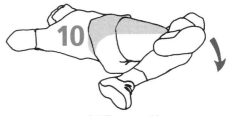

每邊10~15秒
（見31頁）

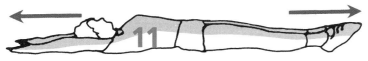

5秒，重複2次
（見34頁）

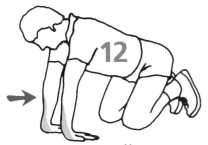

10~15秒
（見46頁）

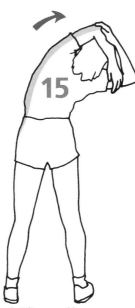

每邊8~10秒
（見48頁）

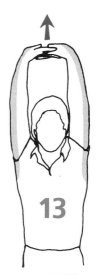

10~15秒
（見50頁）

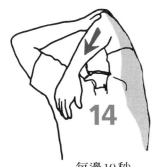

每邊10秒
（見48頁）

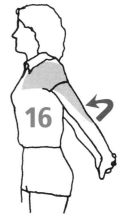

10~15秒，重複2次
（見51頁）

時間不夠？那做3分鐘的迷你版吧！
動作1、2、5、13、14、15、16。

棒（壘）球

約8分鐘

伸展前先跑球場一圈

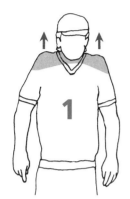

5秒，重複2~3次
（見50頁）

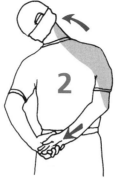

每邊8~10秒
（見51頁）

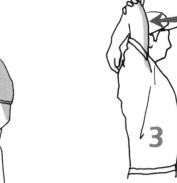

每邊8~10秒
（見48頁）

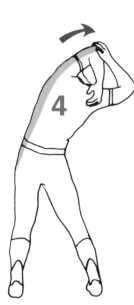

每邊10秒（見48頁）

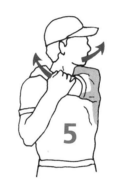

每邊15秒（見47頁）

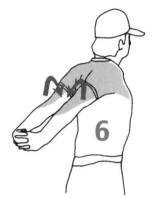

10~15秒，重複2次
（見51頁）

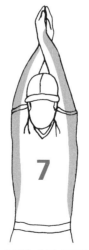

10~20秒（見47頁）

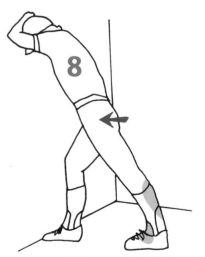

每邊10~15秒（見75頁）

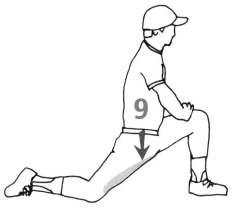

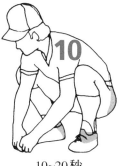

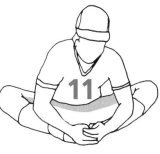

每邊10~15秒（見57頁）

10~20秒
（見69頁）

15~30秒
（見62頁）

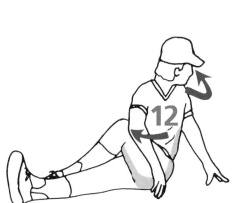

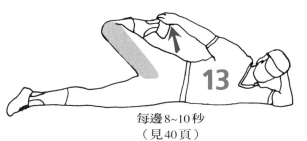

每邊8~10秒（見64頁）

每邊8~10秒
（見40頁）

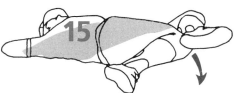

每邊10~15秒（見31頁）

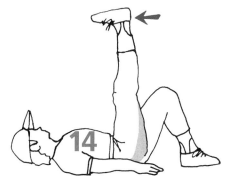

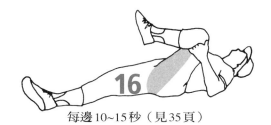

每邊10~15秒（見35頁）

每邊10~15秒（見62頁）

時間不夠？那做4分鐘迷你版吧！
動作1、3、5、9、11、12、14、16。

籃球

約7分鐘

伸展前先慢跑3~5分鐘

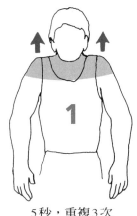

5秒，重複3次
（見50頁）

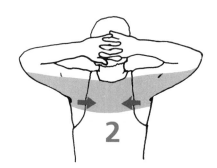

5秒，重複2次
（見32頁）

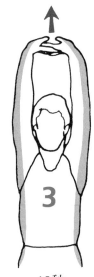

15秒
（見50頁）

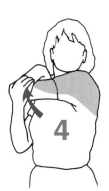

每邊15秒
（見47頁）

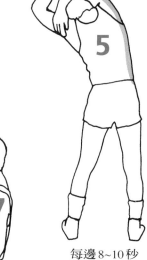

每邊8~10秒
（見48頁）

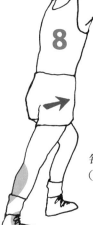

10秒，重複2次
（見51頁）

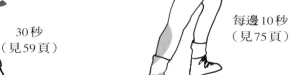

30秒
（見59頁）

8

每邊10秒
（見75頁）

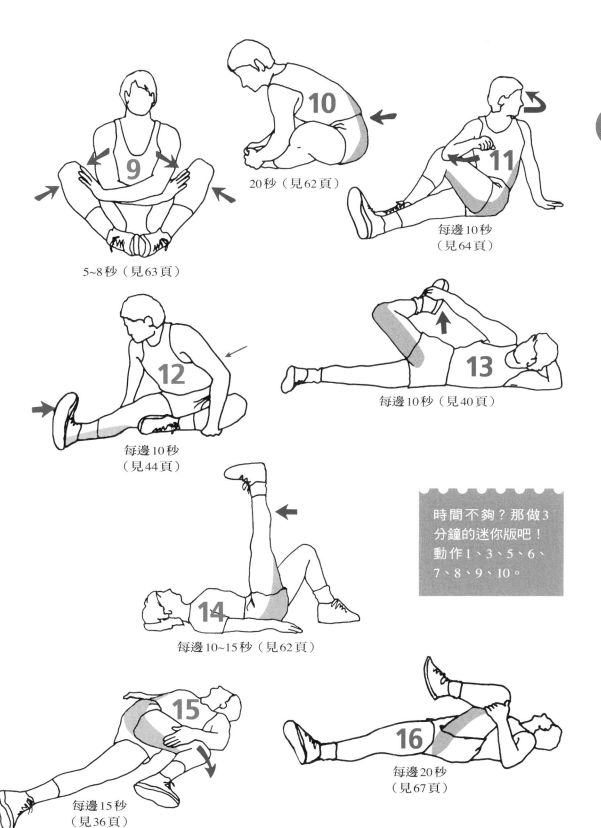

各種運動的伸展

籃球

20秒（見62頁）

每邊10秒
（見64頁）

5~8秒（見63頁）

每邊10秒
（見44頁）

每邊10秒（見40頁）

時間不夠？那做3
分鐘的迷你版吧！
動作1、3、5、6、
7、8、9、10。

每邊10~15秒（見62頁）

每邊15秒
（見36頁）

每邊20秒
（見67頁）

保齡球

約6分鐘

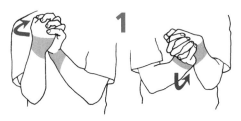

每個方向10次（見92頁）

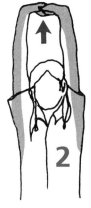

15秒（見50頁）

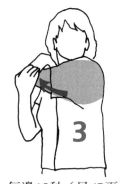

每邊15秒（見47頁）

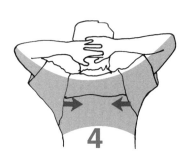

5秒，重複2次（見95頁）

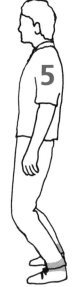

15~20秒（見59頁）

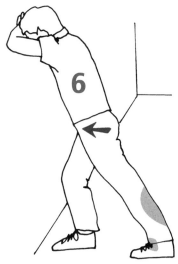

每邊10~15秒（見75頁）

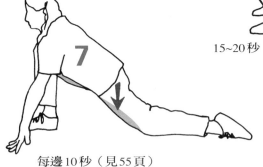

每邊10秒（見55頁）

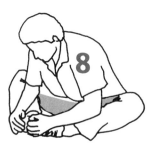

10秒（見62頁）

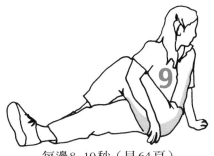

每邊8~10秒（見64頁）

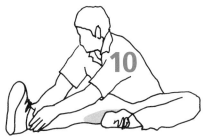

每邊10~15秒（見43頁）

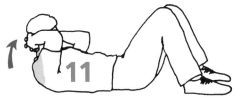

3秒，重複2次（見31頁）

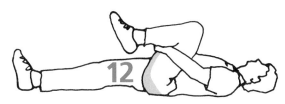

每邊15~20秒（見35頁）

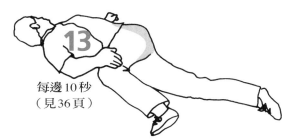

每邊10秒
（見36頁）

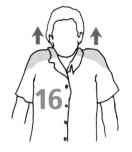

5秒，重複3次（見50頁）

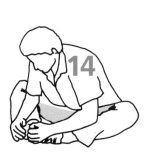

10秒（見62頁）

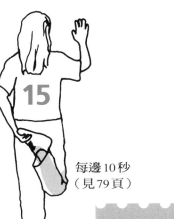

每邊10秒
（見79頁）

時間不夠？那做2分半鐘的迷你版吧！
動作1、2、4、5、6、7、15。

自行車

約 8 分鐘

伸展前先走動幾分鐘

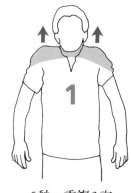

5秒，重複3次
（見50頁）

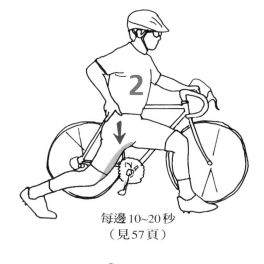

每邊10~20秒
（見57頁）

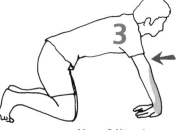

10~20秒，重複2次
（見46頁）

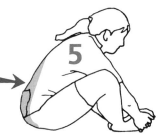

每邊5秒
（見46頁）

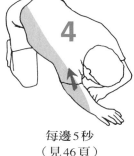

20~30秒
（見62頁）

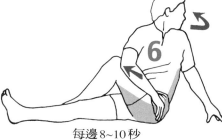

每邊8~10秒
（見64頁）

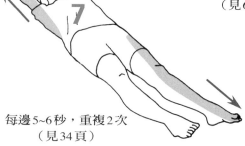

每邊5~6秒，重複2次
（見34頁）

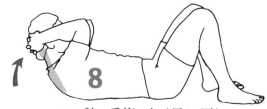

3~5秒，重複2次（見31頁）

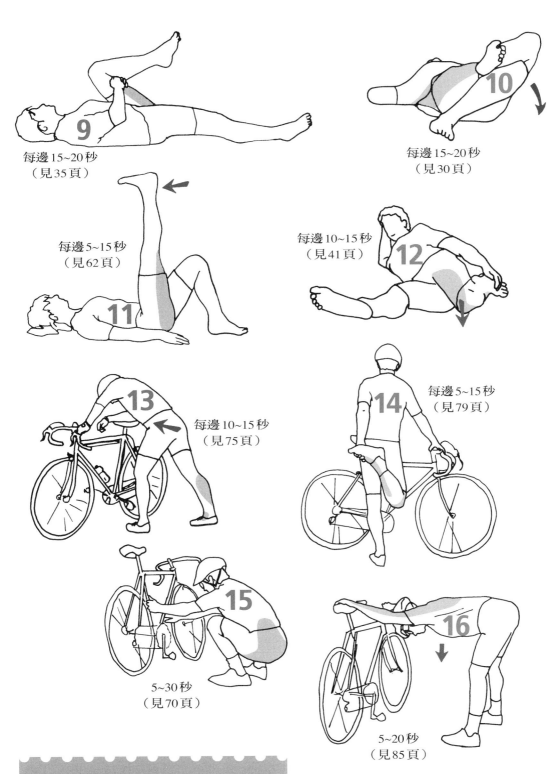

每邊15~20秒
（見35頁）

每邊15~20秒
（見30頁）

每邊5~15秒
（見62頁）

每邊10~15秒
（見41頁）

每邊10~15秒
（見75頁）

每邊5~15秒
（見79頁）

5~30秒
（見70頁）

5~20秒
（見85頁）

時間不夠？那做3分半鐘的迷你版吧！
動作2、13、14、15、16。

馬術運動

約5分鐘

伸展前先走動2~3分鐘

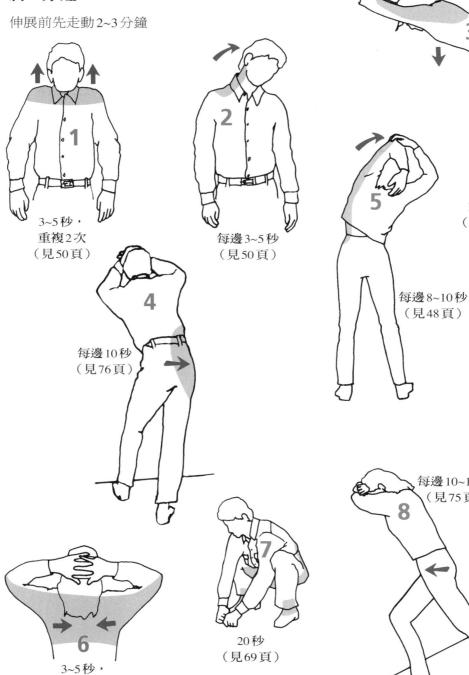

1
3~5秒，
重複2次
（見50頁）

2
每邊3~5秒
（見50頁）

3
10~20秒
（見85頁）

4
每邊10秒
（見76頁）

5
每邊8~10秒
（見48頁）

6
3~5秒，
重複2次
（見32頁）

7
20秒
（見69頁）

8
每邊10~15秒
（見75頁）

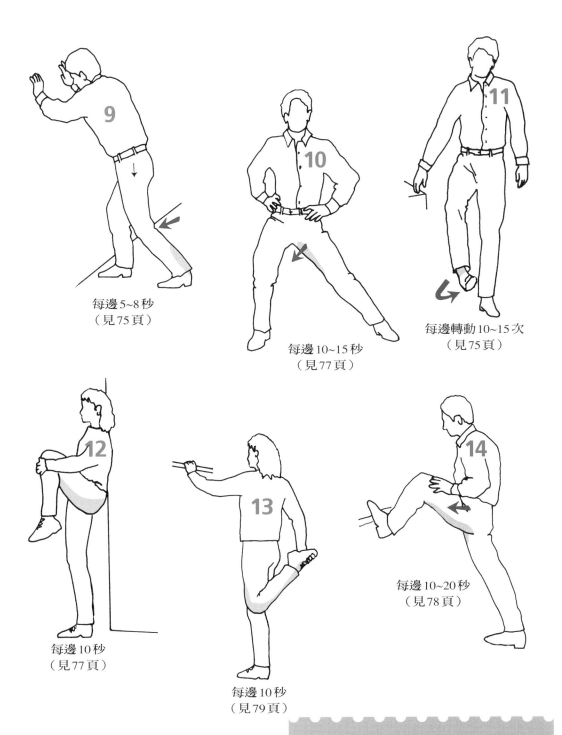

每邊5~8秒
（見75頁）

每邊10~15秒
（見77頁）

每邊轉動10~15次
（見75頁）

每邊10秒
（見77頁）

每邊10秒
（見79頁）

每邊10~20秒
（見78頁）

各種運動的伸展

馬術運動

時間不夠？那做1分半鐘的迷你版吧！
動作1、3、7、9、12。

花式滑冰

約8分鐘

伸展前先熱身4~5分鐘

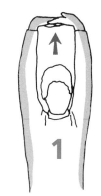

1
15~20秒
（見94頁）

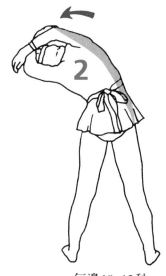

2

每邊10~12秒
（見48頁）

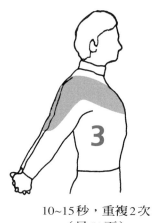

3
10~15秒，重複2次
（見51頁）

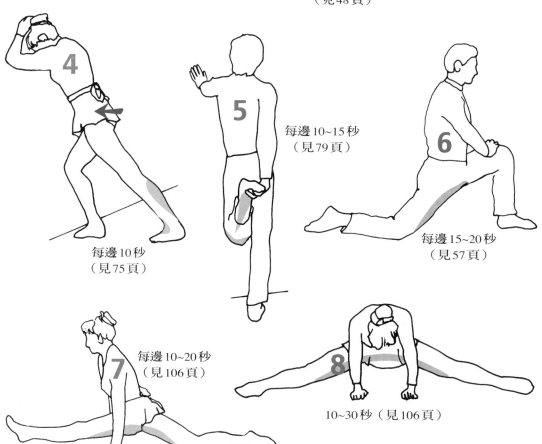

4
每邊10秒
（見75頁）

5
每邊10~15秒
（見79頁）

6
每邊15~20秒
（見57頁）

7
每邊10~20秒
（見106頁）

8
10~30秒（見106頁）

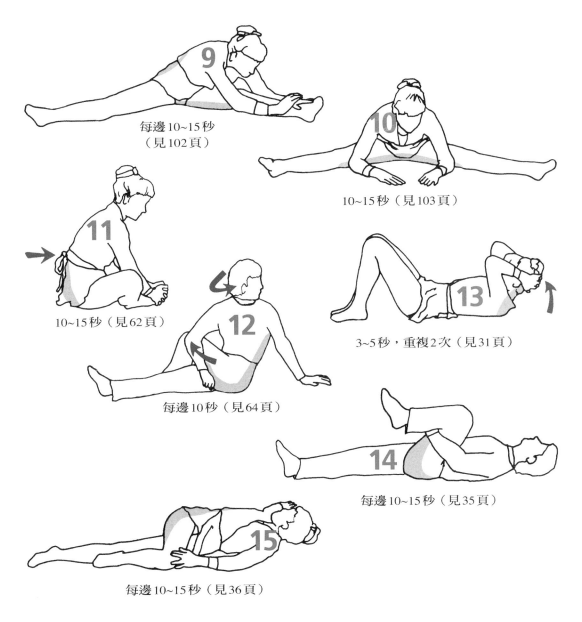

每邊10~15秒
（見102頁）

10~15秒（見103頁）

10~15秒（見62頁）

每邊10秒（見64頁）

3~5秒，重複2次（見31頁）

每邊10~15秒（見35頁）

每邊10~15秒（見36頁）

5秒，重複2次（見34頁）

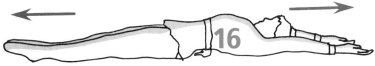

時間不夠？那做3分半鐘的迷你版吧！
動作1、2、4、6、10、11、12、16。

美式足球

約6分鐘

伸展前先繞著球場慢跑

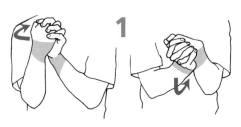

1

每個方向轉動 10~15 次
（見 92 頁）

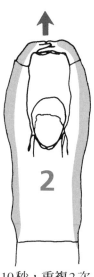

2

10 秒，重複 2 次
（見 50 頁）

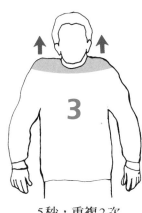

3

5 秒，重複 2 次
（見 50 頁）

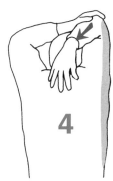

4

每邊 10~15 秒
（見 48 頁）

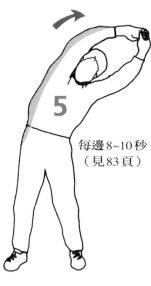

5

每邊 8~10 秒
（見 83 頁）

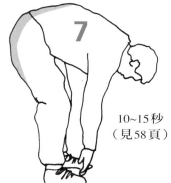

6

30 秒
（見 59 頁）

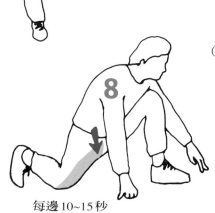

7

10~15 秒
（見 58 頁）

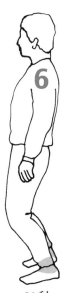

8

每邊 10~15 秒
（見 55 頁）

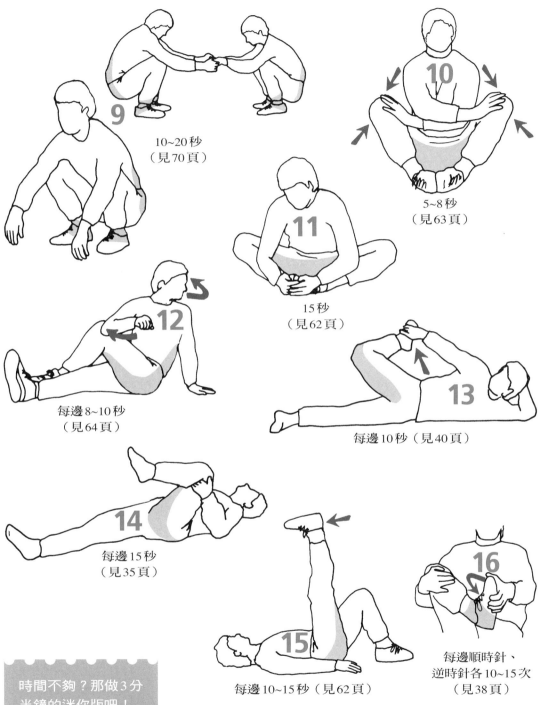

9

10~20秒
（見70頁）

10

5~8秒
（見63頁）

11

15秒
（見62頁）

12

每邊8~10秒
（見64頁）

13

每邊10秒（見40頁）

14

每邊15秒
（見35頁）

15

每邊10~15秒（見62頁）

16

每邊順時針、
逆時針各10~15次
（見38頁）

時間不夠？那做3分
半鐘的迷你版吧！
動作3、4、5、6、8、
9、10、14、15。

高爾夫

約6分鐘

伸展前先走動幾分鐘

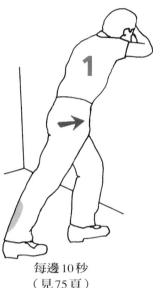

每邊10秒
（見75頁）

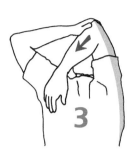

10~15秒
（見50頁）

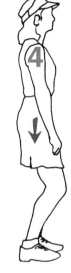

每邊10秒，重複2次
（見48頁）

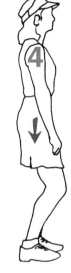

15~20秒
（見59頁）

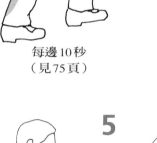

10秒
（見92頁）

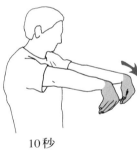

10秒
（見92頁）

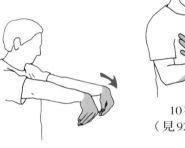

10秒
（見92頁）

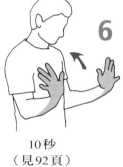

10秒
（見92頁）

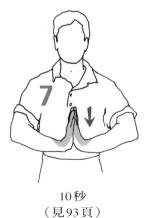

10秒
（見93頁）

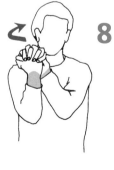

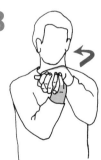

每個方向轉動10~15次
（見92頁）

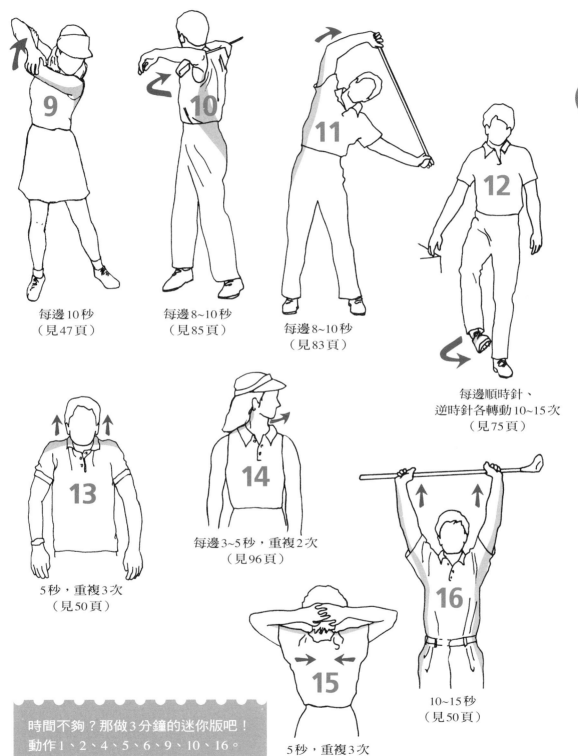

每邊10秒
（見47頁）

每邊8~10秒
（見85頁）

每邊8~10秒
（見83頁）

每邊順時針、
逆時針各轉動10~15次
（見75頁）

5秒，重複3次
（見50頁）

每邊3~5秒，重複2次
（見96頁）

10~15秒
（見50頁）

5秒，重複3次
（見95頁）

時間不夠？那做3分鐘的迷你版吧！
動作1、2、4、5、6、9、10、16。

體操

約8分鐘

伸展前先走動或慢跑4~5分鐘熱身

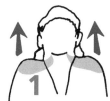

1
5秒，重複3次
（見50頁）

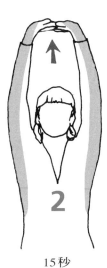

2
15秒
（見50頁）

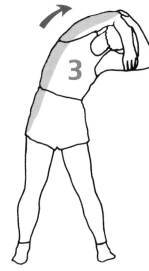

3
每邊10~12秒
（見48頁）

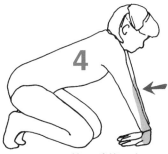

4
10~15秒，重複2次
（見46頁）

5
3~5秒，重複2次
（見31頁）

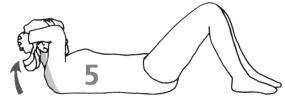

6
每邊10~20秒
（見31頁）

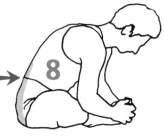

8
30秒
（見62頁）

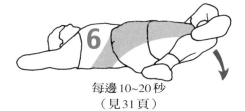

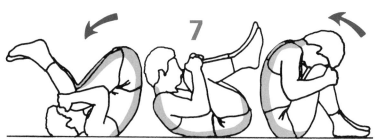

7
緩緩前後滾動6~12次（見67頁）

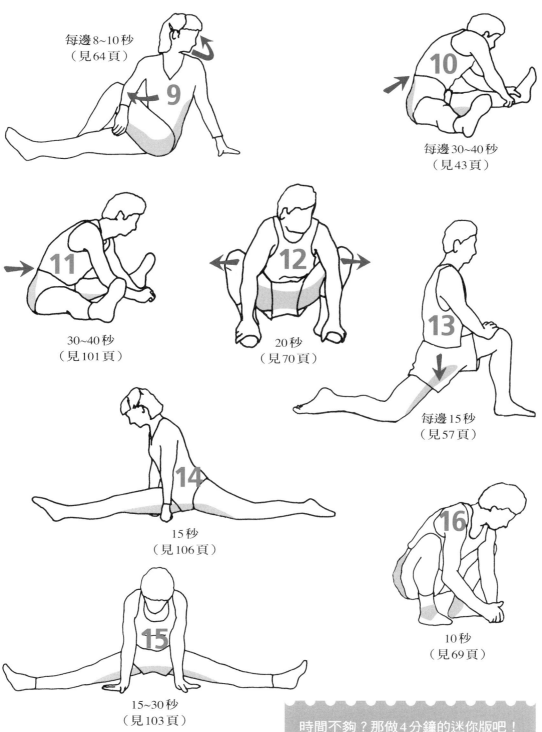

每邊8~10秒
（見64頁）

9

10

每邊30~40秒
（見43頁）

11

30~40秒
（見101頁）

12

20秒
（見70頁）

13

每邊15秒
（見57頁）

14

15秒
（見106頁）

16

10秒
（見69頁）

15

15~30秒
（見103頁）

時間不夠？那做4分鐘的迷你版吧！
動作2、4、7、8、9、11、13、16。

健行

約 7 分鐘

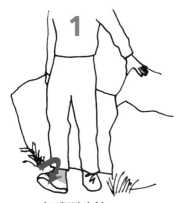

每邊順時針、
逆時針各轉動 10~15 次
（見 75 頁）

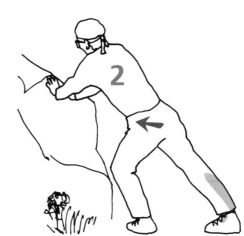

每邊 10~15 秒
（見 75 頁）

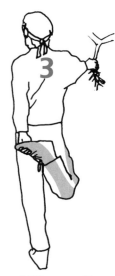

每邊 10~15 秒
（見 79 頁）

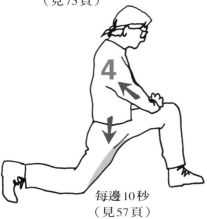

每邊 10 秒
（見 57 頁）

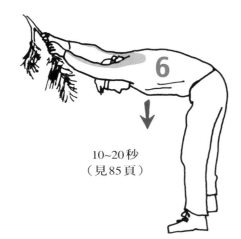

15~30 秒
（見 70 頁）

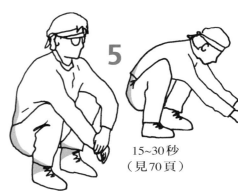

10~20 秒
（見 85 頁）

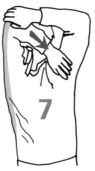

每邊 8~10 秒
（見 48 頁）

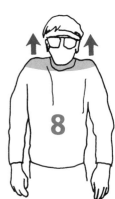

3~5 秒，重複數次
（見 50 頁）

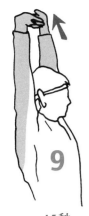

15秒
（見50頁）

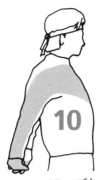

10~15秒
（見51頁）

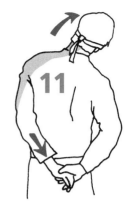

每邊8~10秒
（見51頁）

各種運動的伸展

健行

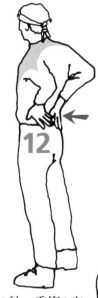

10秒，重複2次
（見50頁）

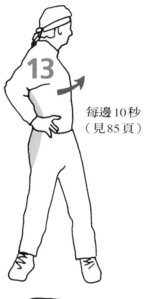

每邊10秒
（見85頁）

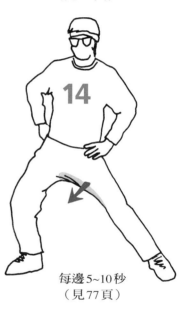

每邊5~10秒
（見77頁）

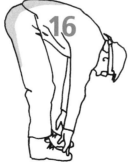

10~15秒
（見58頁）

15~30秒
（見59頁）

時間不夠？那做3
分鐘的迷你版吧！
動作2、4、6、8、
12、13、15。

冰上曲棍球

約8分鐘

伸展前先走動或踩固定式腳踏車2~4分鐘

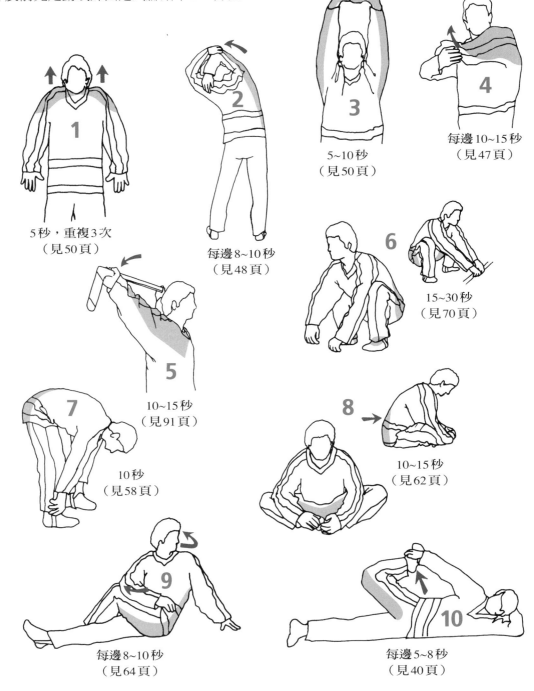

5秒，重複3次
（見50頁）

每邊8~10秒
（見48頁）

5~10秒
（見50頁）

每邊10~15秒
（見47頁）

15~30秒
（見70頁）

10~15秒
（見91頁）

10秒
（見58頁）

10~15秒
（見62頁）

每邊8~10秒
（見64頁）

每邊5~8秒
（見40頁）

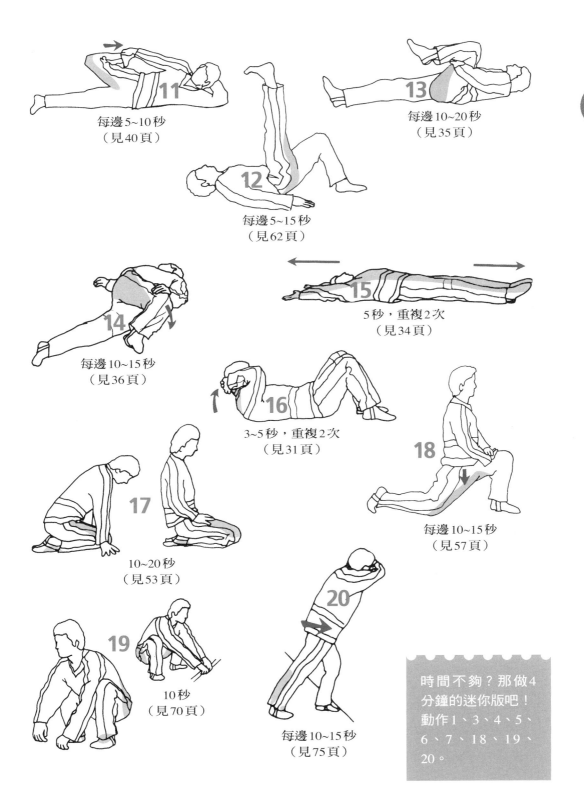

每邊5~10秒
（見40頁）

每邊5~15秒
（見62頁）

每邊10~20秒
（見35頁）

5秒，重複2次
（見34頁）

每邊10~15秒
（見36頁）

3~5秒，重複2次
（見31頁）

10~20秒
（見53頁）

每邊10~15秒
（見57頁）

10秒
（見70頁）

每邊10~15秒
（見75頁）

時間不夠？那做4
分鐘的迷你版吧！
動作1、3、4、5、
6、7、18、19、
20。

直排輪

約6分鐘

伸展前先走動幾分鐘熱身

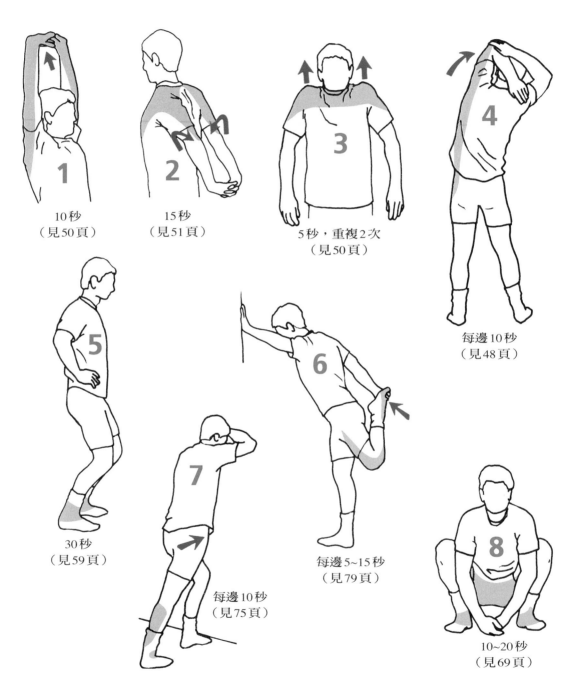

10秒
（見50頁）

15秒
（見51頁）

5秒，重複2次
（見50頁）

每邊10秒
（見48頁）

30秒
（見59頁）

每邊10秒
（見75頁）

每邊5~15秒
（見79頁）

10~20秒
（見69頁）

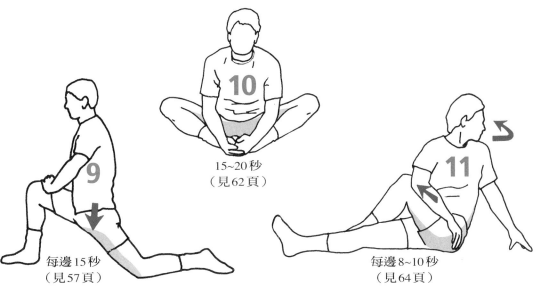

15~20秒
（見62頁）

每邊15秒
（見57頁）

每邊8~10秒
（見64頁）

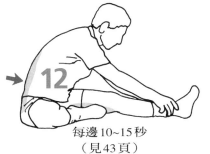

每邊10~15秒
（見43頁）

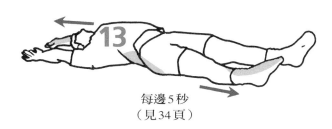

每邊5秒
（見34頁）

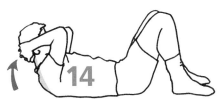

3~5秒，重複2次
（見31頁）

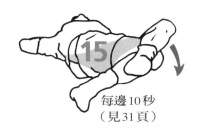

每邊10秒
（見31頁）

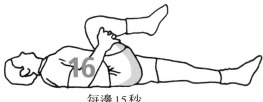

每邊15秒
（見67頁）

時間不夠？那做3分鐘的迷你版吧！
動作2、4、5、7、9、10、12。

獨木舟運動

約7分鐘

伸展前先走動幾分鐘

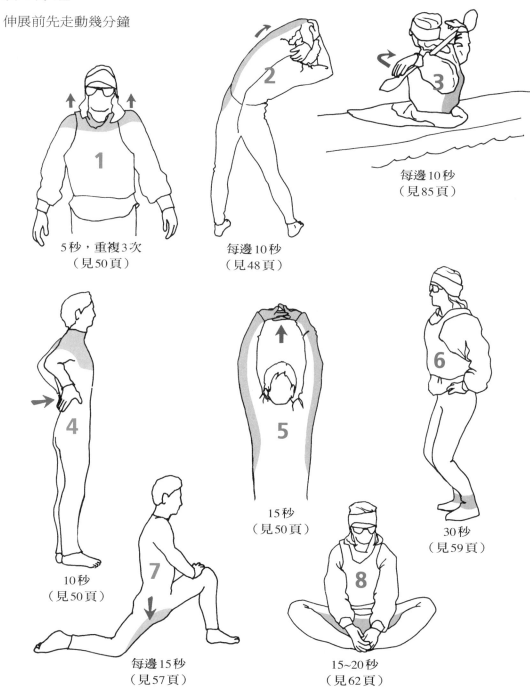

5秒，重複3次
（見50頁）

每邊10秒
（見48頁）

每邊10秒
（見85頁）

10秒
（見50頁）

每邊15秒
（見57頁）

15秒
（見50頁）

15~20秒
（見62頁）

30秒
（見59頁）

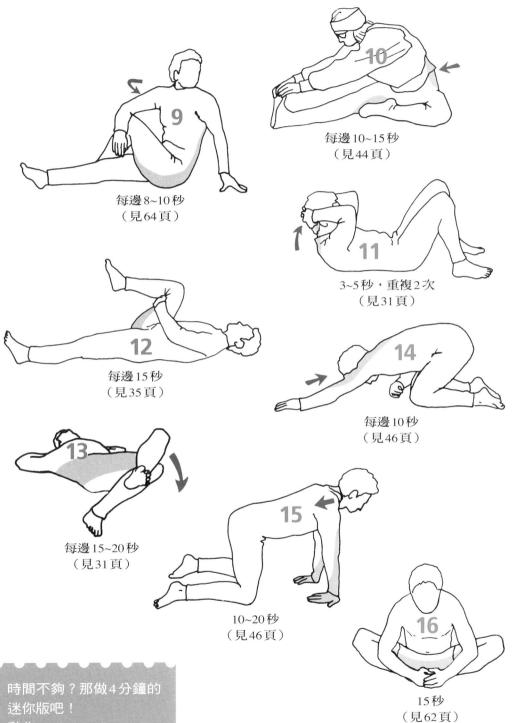

每邊10~15秒
（見44頁）

每邊8~10秒
（見64頁）

3~5秒，重複2次
（見31頁）

每邊15秒
（見35頁）

每邊10秒
（見46頁）

每邊15~20秒
（見31頁）

10~20秒
（見46頁）

15秒
（見62頁）

時間不夠？那做4分鐘的
迷你版吧！
動作1、3、4、5、6、7、
8、9、15、16。

武術

約7分鐘

注意：這些伸展動作的目的不是要取代傳統的訓練動作，但有助於增進身體整體的柔軟度。做這些動作之前必須充分熱身。

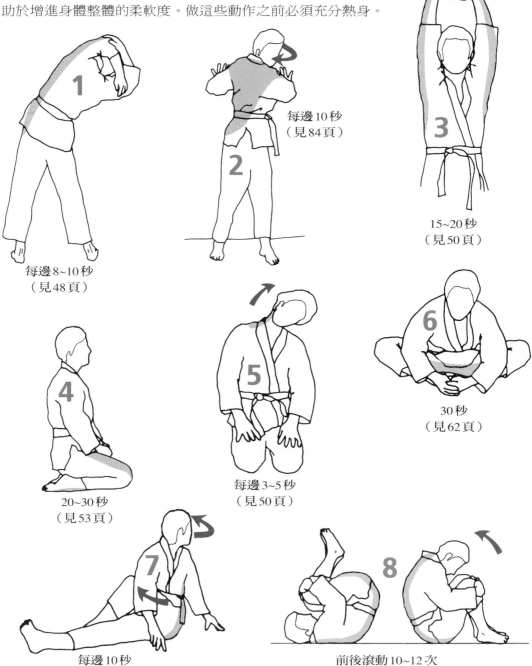

每邊8~10秒
（見48頁）

每邊10秒
（見84頁）

15~20秒
（見50頁）

20~30秒
（見53頁）

每邊3~5秒
（見50頁）

30秒
（見62頁）

每邊10秒
（見64頁）

前後滾動10~12次
（見67頁）

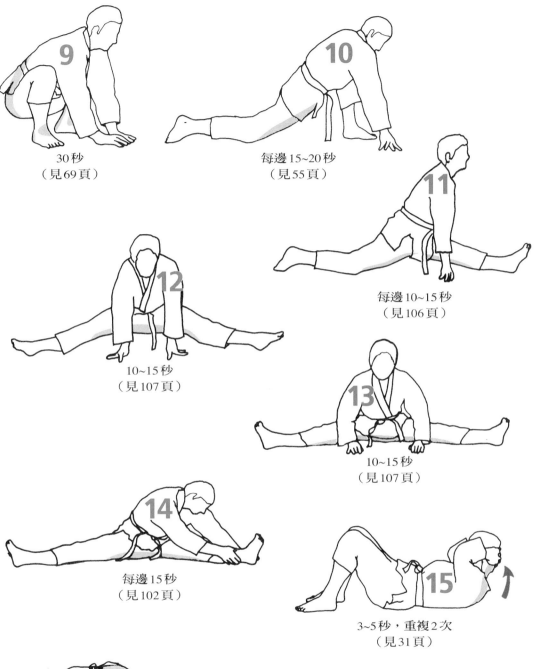

各種運動的伸展

武術

30秒
（見69頁）

每邊15~20秒
（見55頁）

每邊10~15秒
（見106頁）

10~15秒
（見107頁）

10~15秒
（見107頁）

每邊15秒
（見102頁）

3~5秒，重複2次
（見31頁）

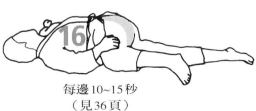

每邊10~15秒
（見36頁）

時間不夠？那做4分鐘的迷你版吧！
動作1、2、4、8、9、10、13、16。

越野機車

約6分鐘

伸展前先走動幾分鐘熱身

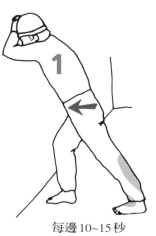

1

每邊10~15秒
（見75頁）

2

15秒
（見50頁）

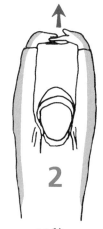

3

10秒
（見51頁）

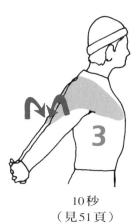

4

每邊8~10秒
（見48頁）

5

10秒
（見53頁）

6

10秒
（見70頁）

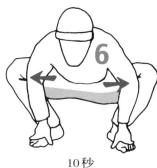

7

每邊15秒
（見56頁）

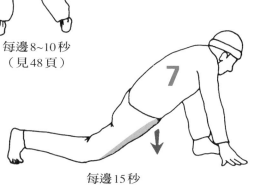

8

5~6秒
（見63頁）

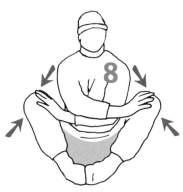

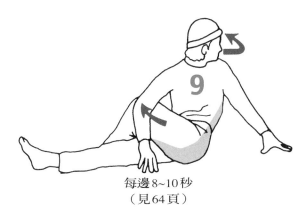

每邊 8~10 秒
（見 64 頁）

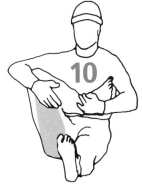

每邊 15 秒
（見 39 頁）

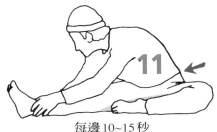

每邊 10~15 秒
（見 43 頁）

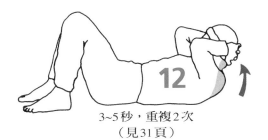

3~5 秒，重複 2 次
（見 31 頁）

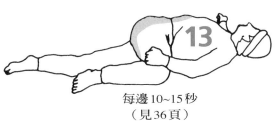

每邊 10~15 秒
（見 36 頁）

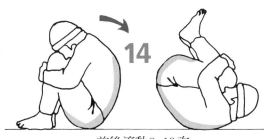

前後滾動 8~10 次
（見 67 頁）

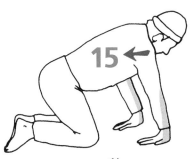

10~15 秒
（見 46 頁）

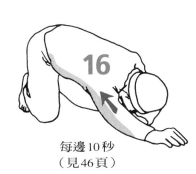

每邊 10 秒
（見 46 頁）

時間不夠？那做 3
分鐘的迷你版吧！
動作 1、2、3、6、
7、11、15、16。

登山自行車

約6分鐘

伸展前先走動或騎車3~5分鐘熱身

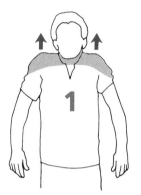

5秒，重複2次
（見50頁）

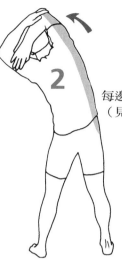

每邊8~10秒
（見48頁）

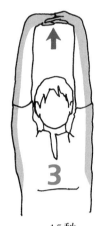

15秒
（見50頁）

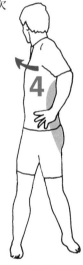

每邊10秒
（見85頁）

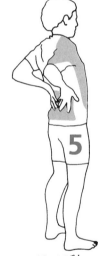

10~15秒
（見50頁）

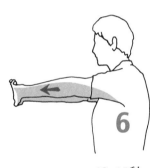

10~15秒
（見49頁）

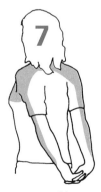

10~15秒
（見51頁）

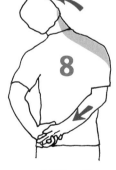

每邊10秒
（見51頁）

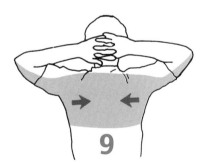

5秒，重複2次
（見95頁）

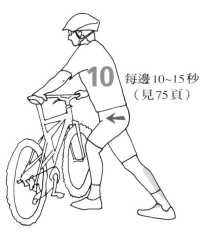

10 每邊10~15秒
（見75頁）

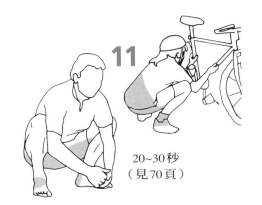

11 20~30秒
（見70頁）

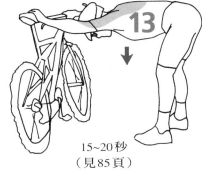

13 15~20秒
（見85頁）

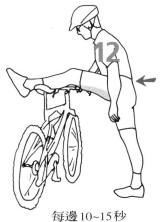

12 每邊10~15秒
（見80頁）

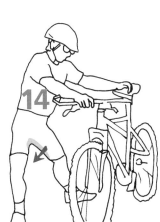

14 每邊10秒
（見77頁）

時間不夠？那做3分鐘的迷你版吧！
動作 10、11、12、13、14、15、16。

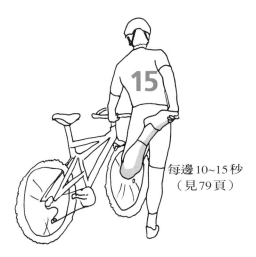

15 每邊10~15秒
（見79頁）

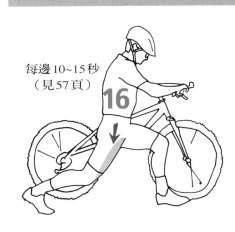

16 每邊10~15秒
（見57頁）

壁球及手球

約7分鐘

伸展前先熱身2~4分鐘

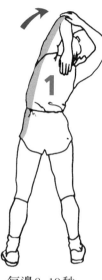

每邊8~10秒
（見48頁）

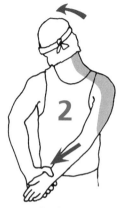

每邊10秒
（見51頁）

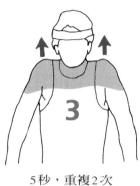

5秒，重複2次
（見50頁）

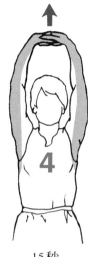

15秒
（見50頁）

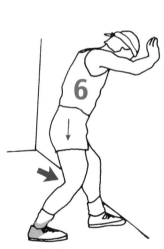

每邊10秒
（見86頁）

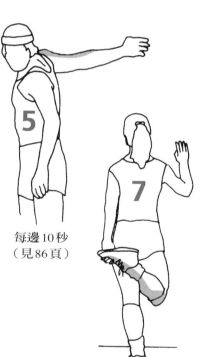

每邊10秒
（見75頁）

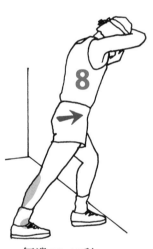

每邊10~15秒
（見79頁）

每邊10~15秒
（見75頁）

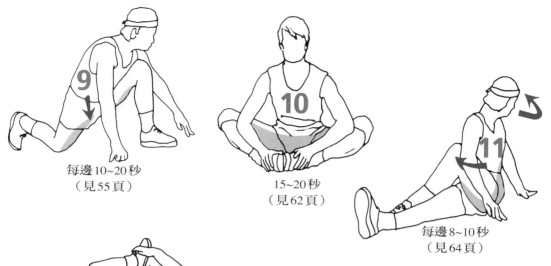

每邊10~20秒
（見55頁）

15~20秒
（見62頁）

每邊8~10秒
（見64頁）

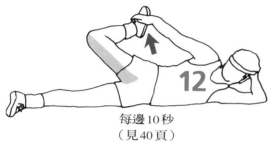

每邊10秒
（見40頁）

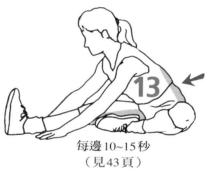

每邊10~15秒
（見43頁）

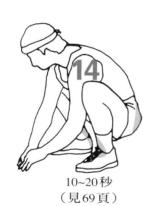

10~20秒
（見69頁）

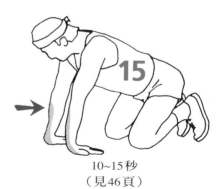

10~15秒
（見46頁）

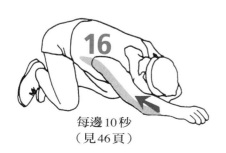

每邊10秒
（見46頁）

時間不夠？那做4分鐘的迷你版吧！
動作1、2、5、7、8、9、10、11。

攀岩

約6分鐘

伸展前先走動幾分鐘

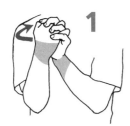

手腕順時針、逆時針
各轉動10次
（見92頁）

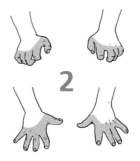

每種姿勢10秒，重複2次
（見92頁）

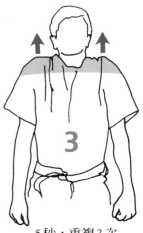

5秒，重複3次
（見50頁）

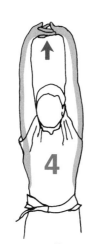

15秒
（見50頁）

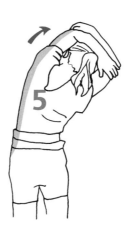

每邊10秒
（見48頁）

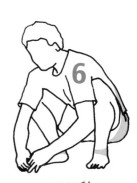

15~30秒
（見69頁）

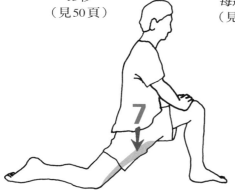

每邊15秒
（見57頁）

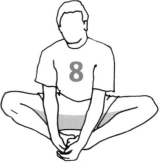

15~30秒
（見62頁）

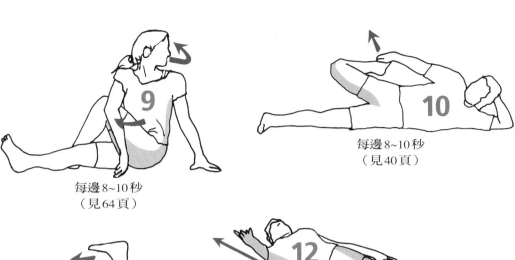

每邊 8~10 秒
（見 64 頁）

每邊 8~10 秒
（見 40 頁）

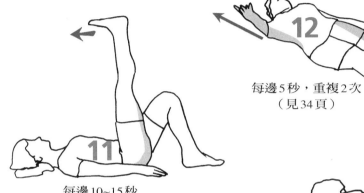

每邊 5 秒，重複 2 次
（見 34 頁）

每邊 10~15 秒
（見 62 頁）

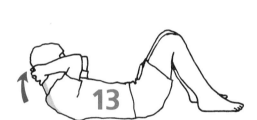

3~5 秒，重複 2 次
（見 31 頁）

每邊 10~15 秒
（見 36 頁）

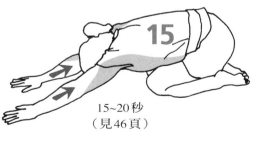

15~20 秒
（見 46 頁）

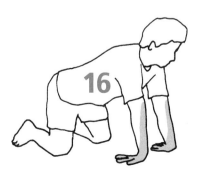

15~20 秒
（見 46 頁）

時間不夠？那做 3 分鐘的迷你版吧！
動作 1、4、5、6、7、15、16。

牛仔競技

約5分鐘

伸展前先走動幾分鐘

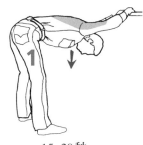

1
15~20秒
（見85頁）

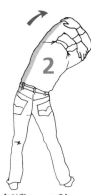

2
每邊8~10秒
（見48頁）

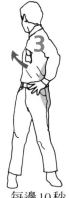

3
每邊10秒
（見85頁）

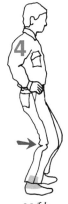

4
20秒
（見59頁）

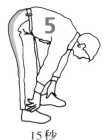

5
15秒
（見58頁）

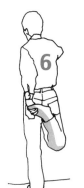

6
每邊10秒
（見79頁）

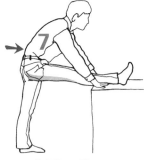

7
每邊10秒
（見79頁）

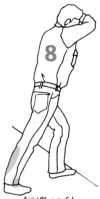

8
每邊10秒
（見75頁）

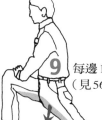

9
每邊10秒
（見56頁）

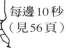

10
15秒
（見46頁）

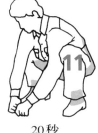

11
20秒
（見69頁）

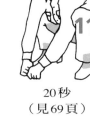
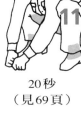

12
10秒
（見50頁）

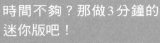

時間不夠？那做3分鐘的
迷你版吧！
動作1、2、6、8、9、12。

划船運動

約6分鐘

伸展前先動動身體3~5分鐘

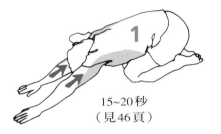

15~20秒
（見46頁）

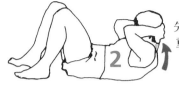

先收縮3~5秒再放鬆，
重複2次（見31頁）

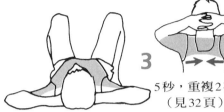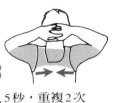

5秒，重複2次
（見32頁）

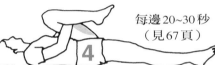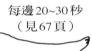

每邊20~30秒
（見67頁）

每邊15~30秒，
（見31頁）

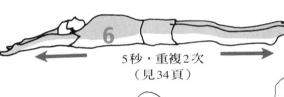

5秒，重複2次
（見34頁）

20秒
（見62頁）

每邊10秒
（見64頁）

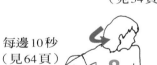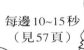

每邊10~15秒
（見57頁）

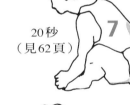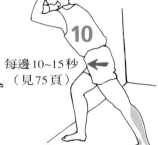

每邊10~15秒
（見75頁）

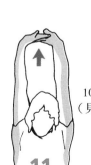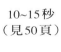

10~15秒
（見50頁）

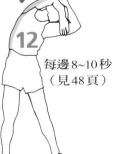

每邊8~10秒
（見48頁）

時間不夠？那做3分鐘的迷
你版吧！
動作1、7、9、10、11、12。

跑步（前）

約4分鐘

伸展前先慢跑3~5分鐘熱身

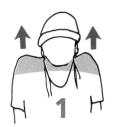

3~5秒，重複2次
（見50頁）

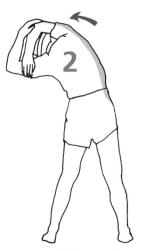

每邊8~10秒
（見48頁）

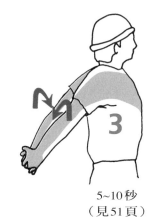

5~10秒
（見51頁）

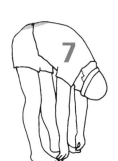

每邊8~10秒
（見75頁）

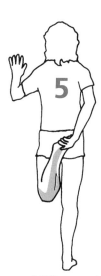

每邊10~15秒
（見79頁）

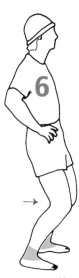

15~30秒
（見59頁）

每邊15秒
（見55頁）

5~10秒
（見58頁）

時間不夠？先熱身2~3分鐘，然後
做1分半鐘的迷你版吧！
動作3、4、5、8。

跑步（後）

約3分鐘

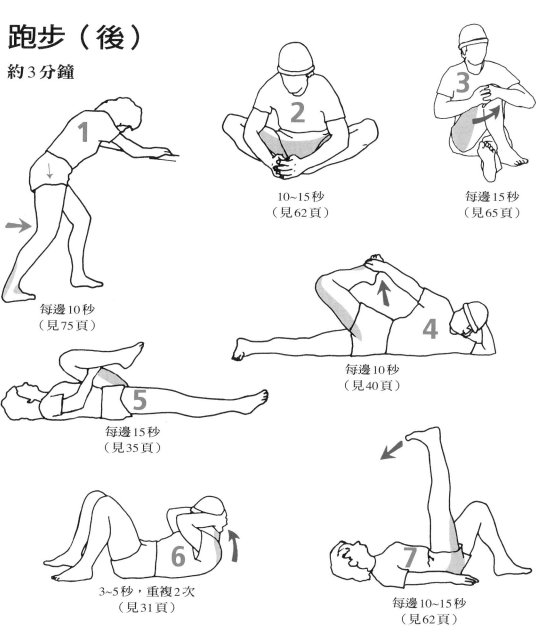

1 每邊10秒
（見75頁）

2 10~15秒
（見62頁）

3 每邊15秒
（見65頁）

4 每邊10秒
（見40頁）

5 每邊15秒
（見35頁）

6 3~5秒，重複2次
（見31頁）

7 每邊10~15秒
（見62頁）

8 5秒，重複2次
（見34頁）

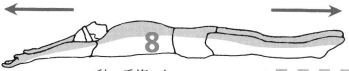

時間不夠？那做1分半鐘的迷你版吧！
動作1、5、6、8。

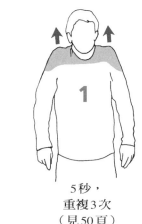

越野滑雪（前）

約3分鐘

伸展前先走動幾分鐘

1

5秒，
重複3次
（見50頁）

2

10秒
（見50頁）

3

每邊10秒
（見48頁）

4

每邊10秒
（見85頁）

5

20~30秒
（見59頁）

6

每邊10~15秒
（見79頁）

7

每邊10~15秒
（見55頁）

8

15~20秒
（見69頁）

時間不夠？那做1分半鐘
的迷你版吧！
動作3、4、7、8。

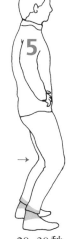
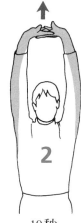
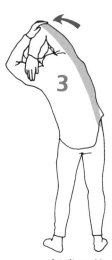
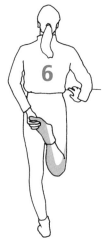
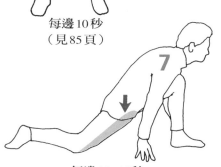
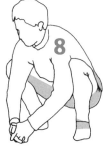

越野滑雪（後）

約4分鐘

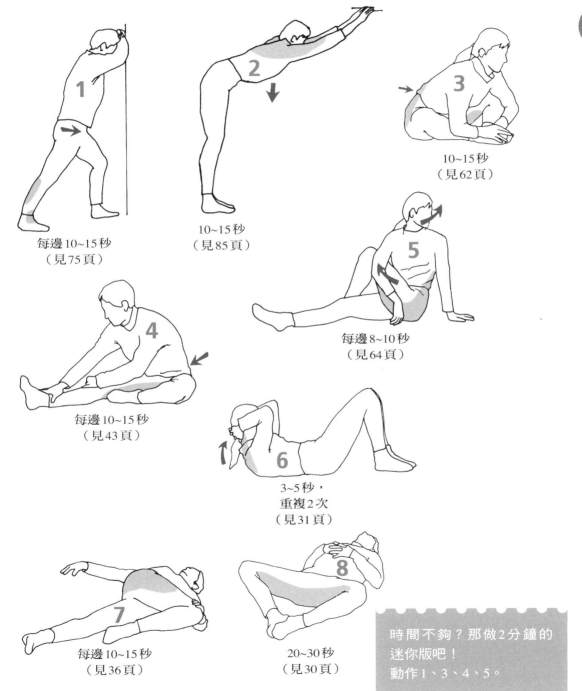

每邊10~15秒
（見75頁）

10~15秒
（見85頁）

10~15秒
（見62頁）

每邊8~10秒
（見64頁）

每邊10~15秒
（見43頁）

3~5秒，
重複2次
（見31頁）

每邊10~15秒
（見36頁）

20~30秒
（見30頁）

時間不夠？那做2分鐘的
迷你版吧！
動作1、3、4、5。

高山滑雪（前）

約3分鐘

伸展前先走動2~3分鐘

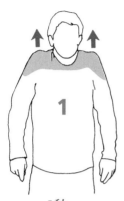

5秒，
重複2次
（見50頁）

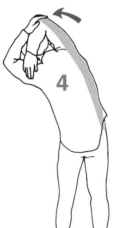

10秒
（見50頁）

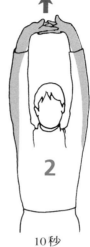

每邊10秒
（見85頁）

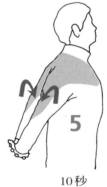

每邊8~10秒
（見48頁）

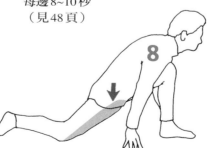

10秒
（見51頁）

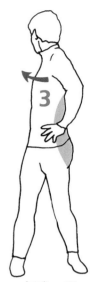

30秒
（見59頁）

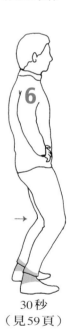

每邊10~15秒
（見79頁）

每邊15秒
（見55頁）

時間不夠？那做1分半鐘
的迷你版吧！
動作2、3、6、8。

高山滑雪（後）

約 3 分鐘

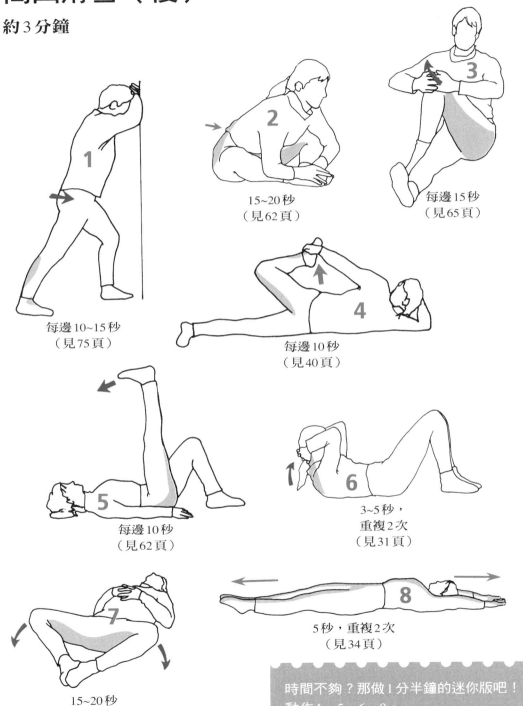

1
每邊 10~15 秒
（見 75 頁）

2
15~20 秒
（見 62 頁）

3
每邊 15 秒
（見 65 頁）

4
每邊 10 秒
（見 40 頁）

5
每邊 10 秒
（見 62 頁）

6
3~5 秒，
重複 2 次
（見 31 頁）

7
15~20 秒
（見 30 頁）

8
5 秒，重複 2 次
（見 34 頁）

時間不夠？那做 1 分半鐘的迷你版吧！
動作 1、5、6、8。

單板滑雪

約 5 分鐘

伸展前先走動幾分鐘

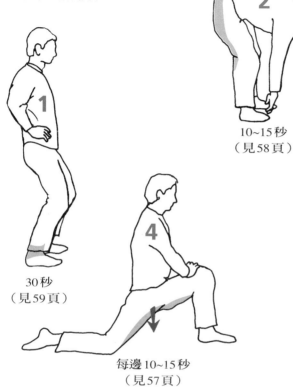

30 秒
（見 59 頁）

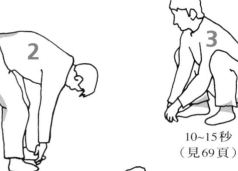

10~15 秒
（見 58 頁）

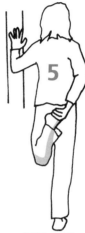

10~15 秒
（見 69 頁）

每邊 10~15 秒
（見 57 頁）

每邊 10 秒
（見 79 頁）

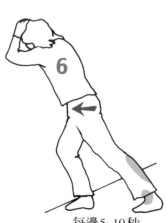

每邊 5~10 秒
（見 75 頁）

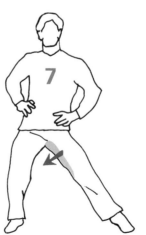

每邊 10 秒
（見 77 頁）

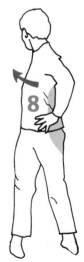

每邊 10 秒
（見 85 頁）

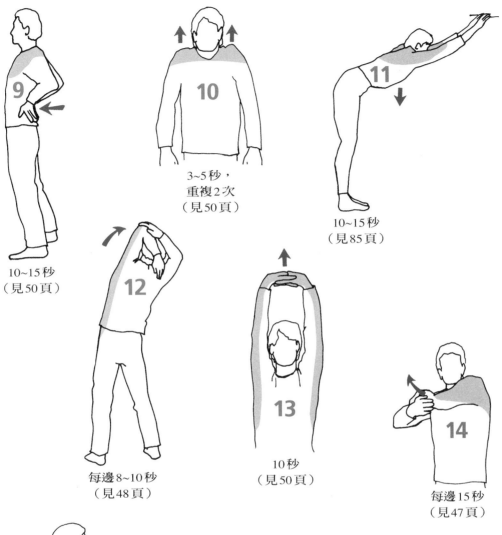

10~15秒
（見50頁）

3~5秒，
重複2次
（見50頁）

10~15秒
（見85頁）

每邊8~10秒
（見48頁）

10秒
（見50頁）

每邊15秒
（見47頁）

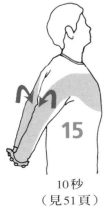

10秒
（見51頁）

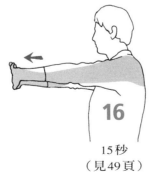

15秒
（見49頁）

時間不夠？那做2分鐘的迷
你版吧！
動作3、4、8、10、12、13。

足球（前）

約3分鐘

伸展前先繞足球場慢跑

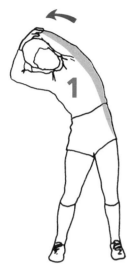

每邊8~10秒
（見48頁）

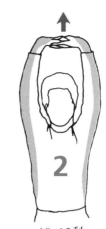

10~15秒
（見50頁）

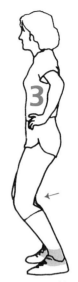

20~30秒
（見59頁）

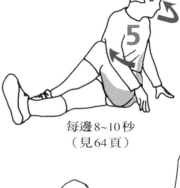

每邊8~10秒
（見64頁）

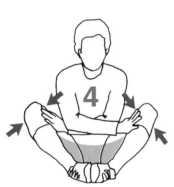

5~8秒
（見63頁）

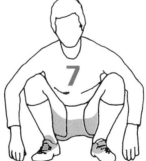

每邊10~15秒
（見43頁）

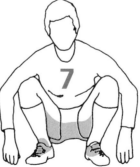

10~15秒
（見69頁）

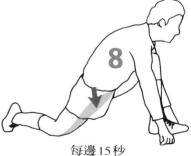

每邊15秒
（見56頁）

時間不夠？先熱身2~3分鐘，
然後做2分鐘的迷你版吧！
動作1、2、3、4、8。

足球（後）

約3分鐘

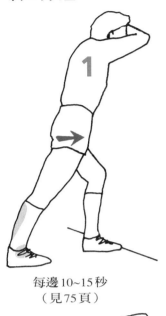

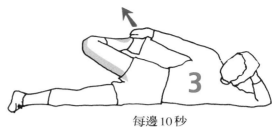

每邊10秒
（見40頁）

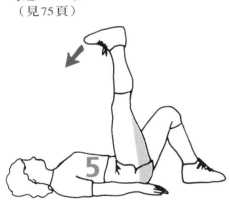

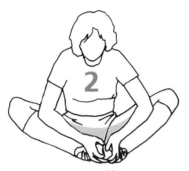

15~20秒
（見62頁）

每邊10~15秒
（見75頁）

每邊15秒
（見35頁）

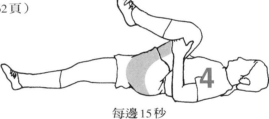

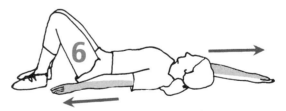

每邊10~15秒
（見62頁）

每邊3~5秒，重複2次
（見33頁）

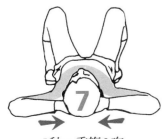

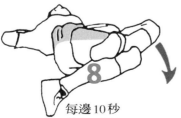

5秒，重複2次
（見32頁）

每邊10秒
（見31頁）

時間不夠？
那做2分鐘的迷你版吧！
動作1、3、4、5、6。

衝浪

約6分鐘

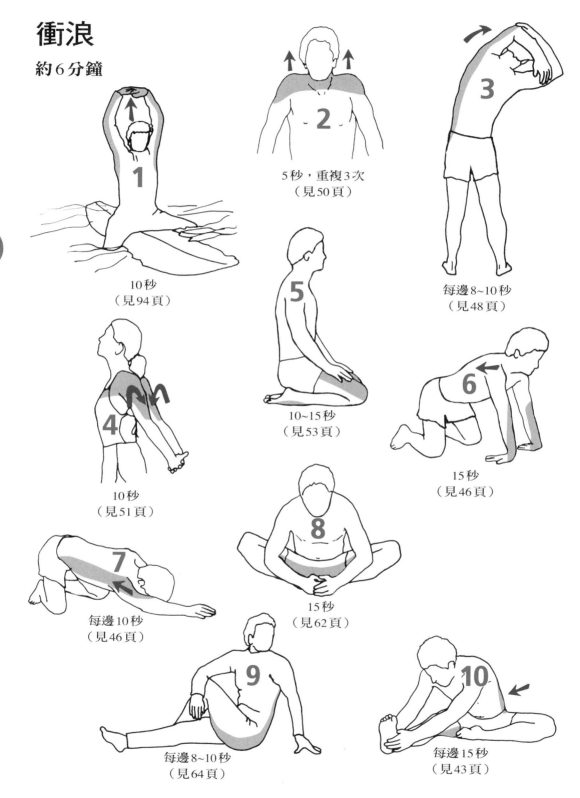

10秒
（見94頁）

5秒，重複3次
（見50頁）

每邊8~10秒
（見48頁）

10秒
（見51頁）

10~15秒
（見53頁）

15秒
（見46頁）

每邊10秒
（見46頁）

15秒
（見62頁）

每邊8~10秒
（見64頁）

每邊15秒
（見43頁）

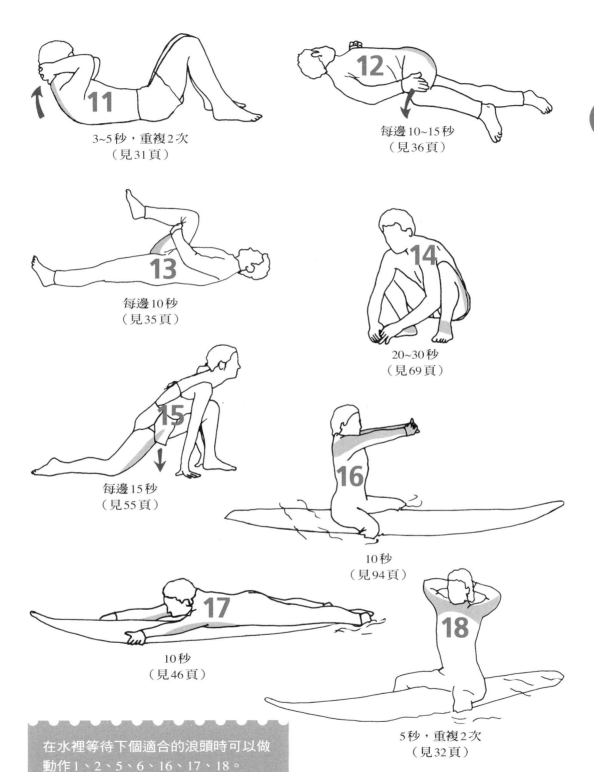

11 3~5秒，重複2次
（見31頁）

12 每邊10~15秒
（見36頁）

13 每邊10秒
（見35頁）

14 20~30秒
（見69頁）

15 每邊15秒
（見55頁）

16 10秒
（見94頁）

17 10秒
（見46頁）

18 5秒，重複2次
（見32頁）

在水裡等待下個適合的浪頭時可以做
動作1、2、5、6、16、17、18。

游泳

約 5 分鐘

伸展前，手臂邊大繞環邊走動
2~3 分鐘

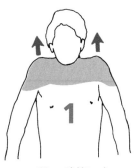

5 秒，重複 3 次
（見 50 頁）

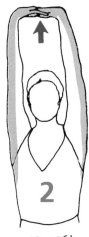

10~15 秒
（見 50 頁）

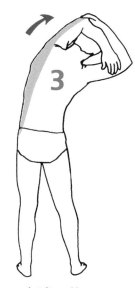

每邊 10 秒
（見 48 頁）

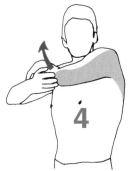

每邊 15 秒
（見 47 頁）

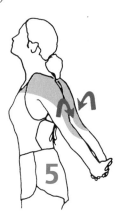

15 秒
（見 51 頁）

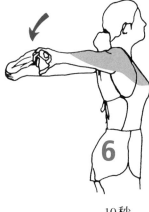

10 秒
（見 91 頁）

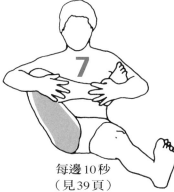

每邊 10 秒
（見 39 頁）

15 秒
（見 62 頁）

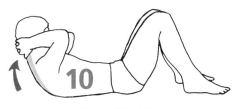

3~5秒，重複2次
（見31頁）

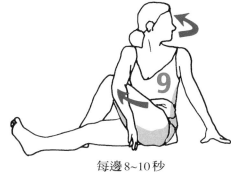

每邊8~10秒
（見64頁）

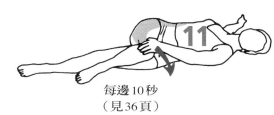

每邊10秒
（見36頁）

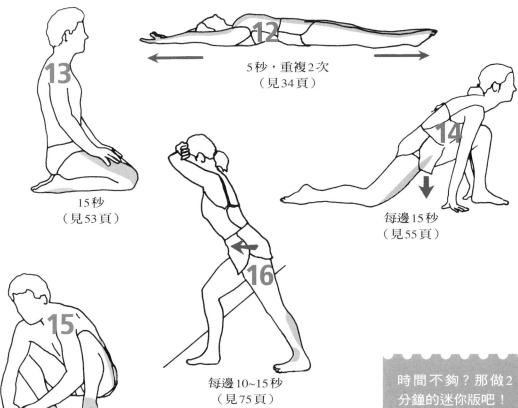

5秒，重複2次
（見34頁）

15秒
（見53頁）

每邊15秒
（見55頁）

每邊10~15秒
（見75頁）

15秒
（見69頁）

時間不夠？那做2
分鐘的迷你版吧！
動作2、4、5、
13、14、15。

桌球

約5分鐘

伸展前先走動幾分鐘

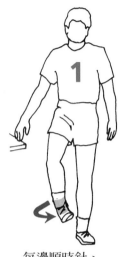

每邊順時針、
逆時針各10次
（見75頁）

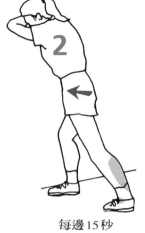

每邊15秒
（見75頁）

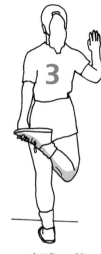

每邊10秒
（見79頁）

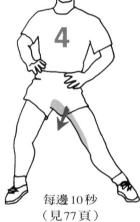

每邊10秒
（見77頁）

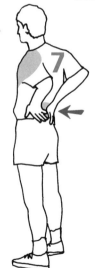

每邊15秒
（見55頁）

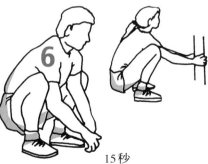

15秒
（見70頁）

10秒
（見50頁）

每邊10秒
（見84頁）

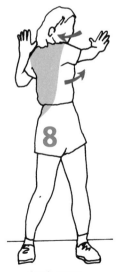

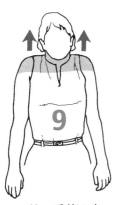

5秒，重複2次
（見50頁）

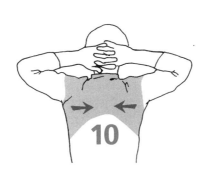

3~5秒，重複2次
（見95頁）

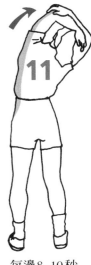

每邊8~10秒
（見48頁）

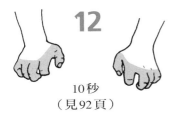

10秒
（見92頁）

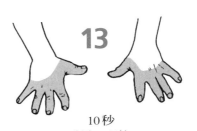

10秒
（見92頁）

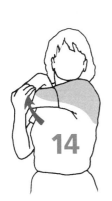

每邊10~15秒
（見47頁）

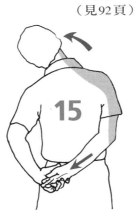

每邊10秒
（見51頁）

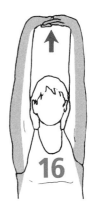

5~10秒
（見50頁）

時間不夠？那做1分半鐘的迷你版吧！
動作2、3、5、8、10、11、15。

網球

約5分鐘

伸展前先走動或慢跑幾分鐘

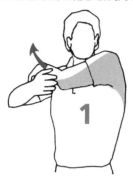

每邊10秒
（見47頁）

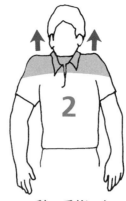

5秒，重複2次
（見50頁）

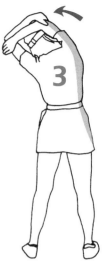

每邊8~10秒
（見48頁）

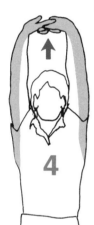

8~10秒
（見50頁）

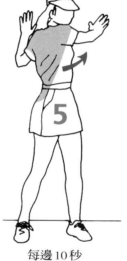

每邊10秒
（見84頁）

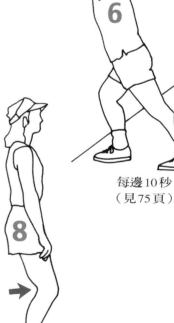

每邊10秒
（見75頁）

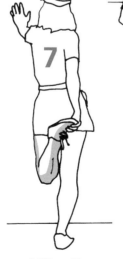

每邊10秒
（見79頁）

15~20秒
（見59頁）

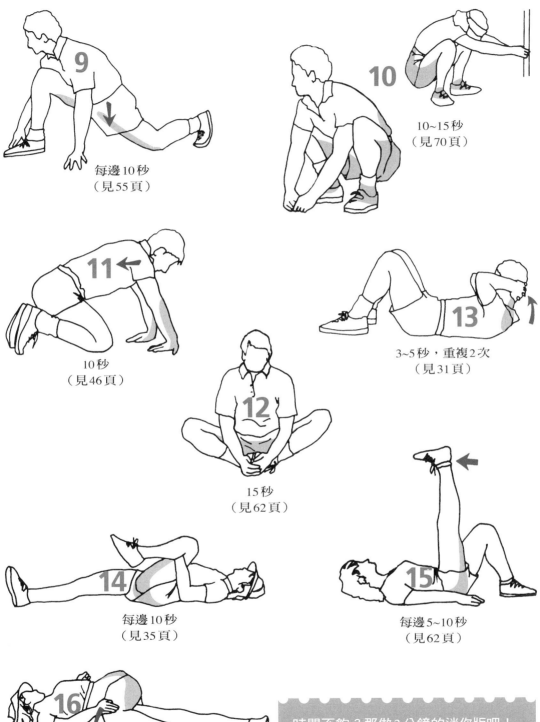

每邊10秒
（見55頁）

10~15秒
（見70頁）

10秒
（見46頁）

3~5秒，重複2次
（見31頁）

15秒
（見62頁）

每邊10秒
（見35頁）

每邊5~10秒
（見62頁）

每邊10秒
（見36頁）

時間不夠？那做3分鐘的迷你版吧！
動作1、2、3、4、5、6、8、9、10。

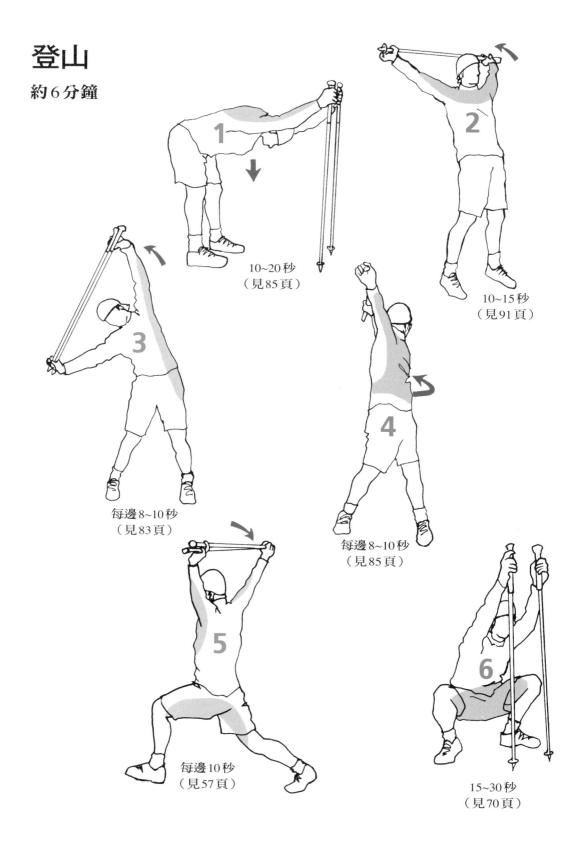

登山

約 6 分鐘

1 10~20秒
（見85頁）

2 10~15秒
（見91頁）

3 每邊8~10秒
（見83頁）

4 每邊8~10秒
（見85頁）

5 每邊10秒
（見57頁）

6 15~30秒
（見70頁）

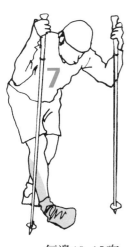

每邊10~15次
（見75頁）

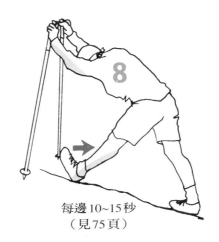

每邊10~15秒
（見75頁）

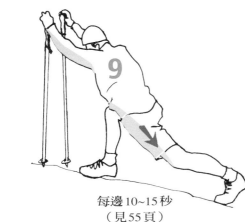
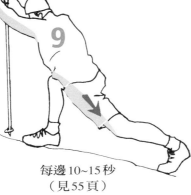

每邊10~15秒
（見55頁）

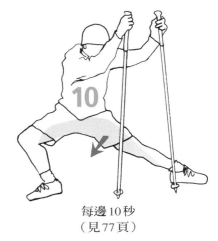

每邊10秒
（見77頁）

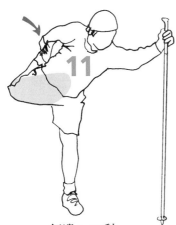

每邊5~10秒
（見79頁）

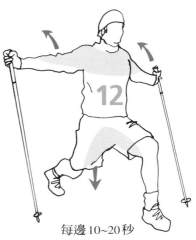

每邊10~20秒
（見57頁）

鐵人三項

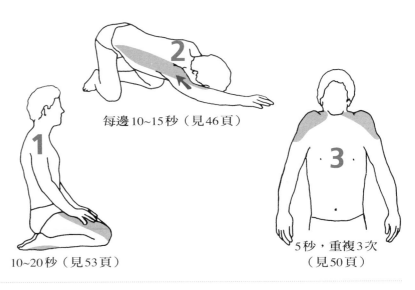

游泳

約2分半鐘

伸展前先走動幾分鐘

每邊 10~15秒（見46頁）

10~20秒（見53頁）

5秒，重複3次
（見50頁）

自行車

約2分鐘

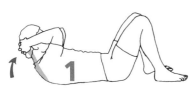
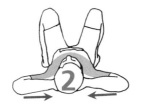
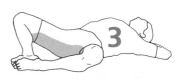

3~5秒，重複2次（見31頁）

3~5秒，重複2次（見32頁）

20~30秒（見30頁）

跑步

約2分鐘

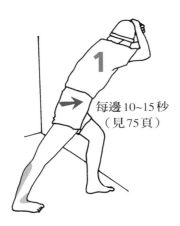
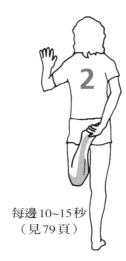
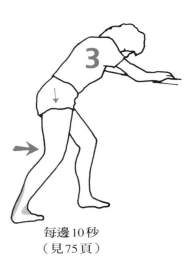

每邊 10~15秒
（見75頁）

每邊 10~15秒
（見79頁）

每邊 10秒
（見75頁）

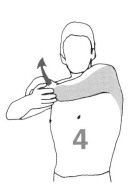

每邊15~20秒（見47頁）

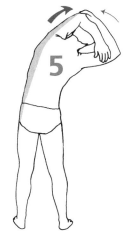

每邊8~10秒（見48頁）

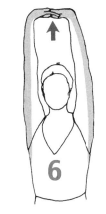

15~20秒（見50頁）

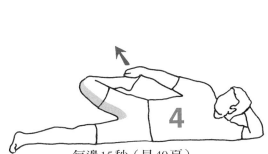

每邊15秒（見40頁）

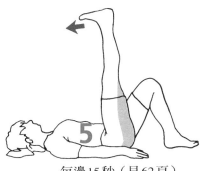

每邊15秒（見62頁）

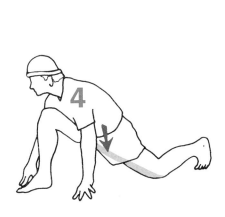

每邊10~15秒（見55頁）

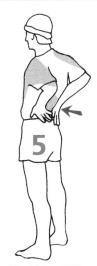

10秒（見50頁）

排球

約6分鐘

伸展前先走動或慢跑2~3分鐘

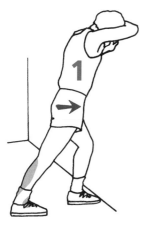

每邊5~10秒
（見75頁）

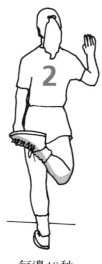

每邊10秒
（見79頁）

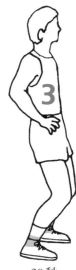

30秒
（見59頁）

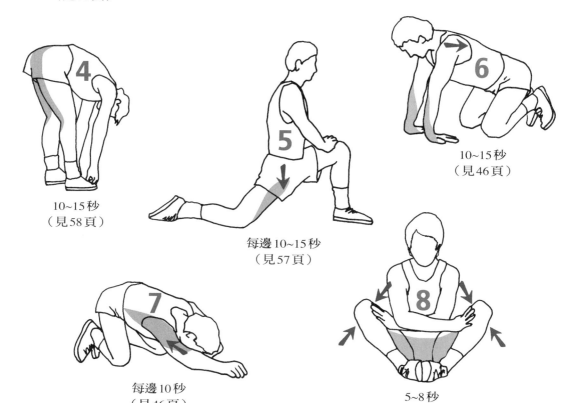

4

10~15秒
（見58頁）

5

每邊10~15秒
（見57頁）

6

10~15秒
（見46頁）

7

每邊10秒
（見46頁）

8

5~8秒
（見63頁）

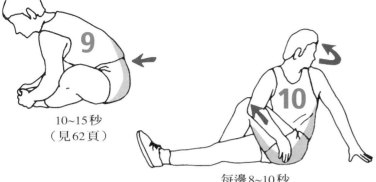

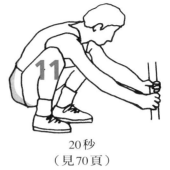

10~15秒
（見62頁）

每邊8~10秒
（見64頁）

20秒
（見70頁）

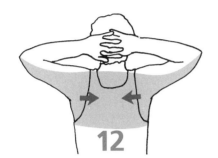

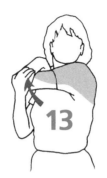

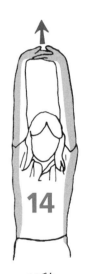

5秒，重複2次
（見95頁）

每邊5~10秒
（見47頁）

10秒
（見50頁）

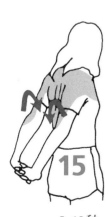

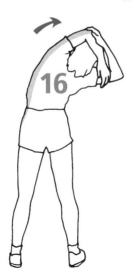

5~10秒
（見51頁）

每邊8~10秒
（見48頁）

時間不夠？那做3
分鐘的迷你版吧！
動作1、2、3、5、
13、14、15、16。

舉重

約7分鐘

伸展前先踩固定式腳踏車或跑步機，熱身3~5分鐘

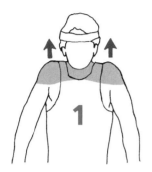

5秒，重複2次
（見50頁）

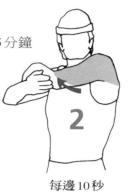

每邊10秒
（見47頁）

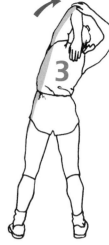

每邊8~10秒
（見48頁）

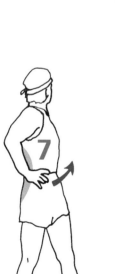

每邊10秒
（見86頁）

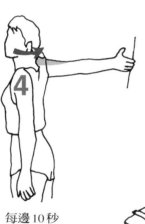

15秒
（見50頁）

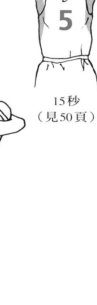

10秒
（見50頁）

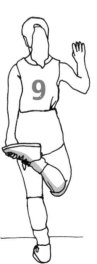

每邊10秒
（見85頁）

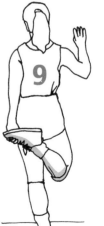

每邊10秒
（見75頁）

每邊10~15秒
（見79頁）

在兩次舉重之間，用動態休息（輕微的活動）讓血液循環保持在良好狀態。

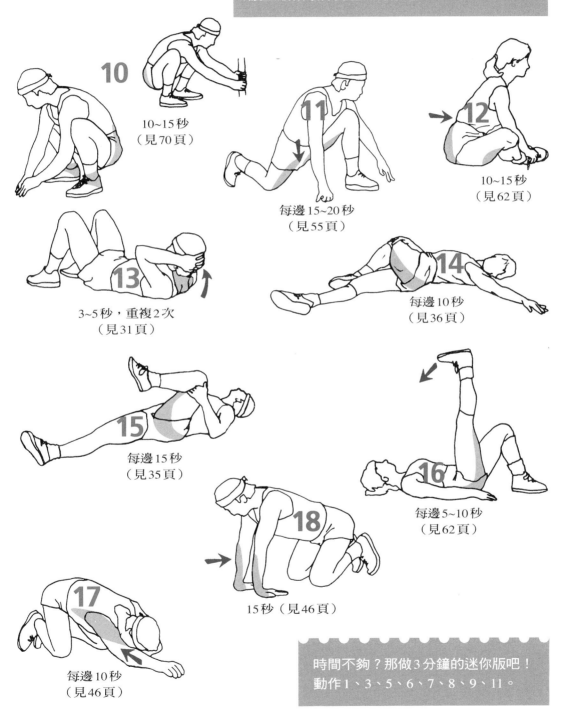

10
10~15秒
（見70頁）

11
每邊15~20秒
（見55頁）

12
10~15秒
（見62頁）

13
3~5秒，重複2次
（見31頁）

14
每邊10秒
（見36頁）

15
每邊15秒
（見35頁）

16
每邊5~10秒
（見62頁）

18
15秒（見46頁）

17
每邊10秒
（見46頁）

時間不夠？那做3分鐘的迷你版吧！
動作1、3、5、6、7、8、9、11。

風帆

約6分鐘

伸展前先走動幾分鐘

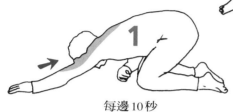

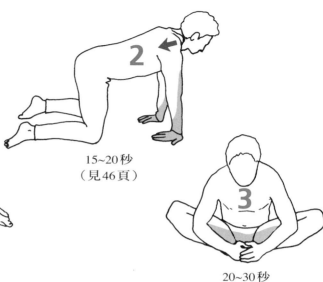

15~20秒
（見46頁）

每邊10秒
（見46頁）

3

20~30秒
（見62頁）

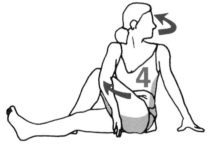

每邊8~10秒
（見64頁）

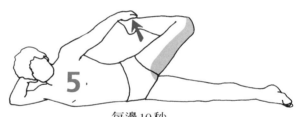

每邊10秒
（見40頁）

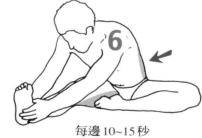

每邊10~15秒
（見43頁）

7

3~5秒，重複2次
（見32頁）

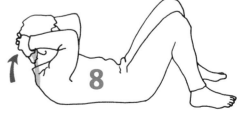

3~5秒，重複2次
（見31頁）

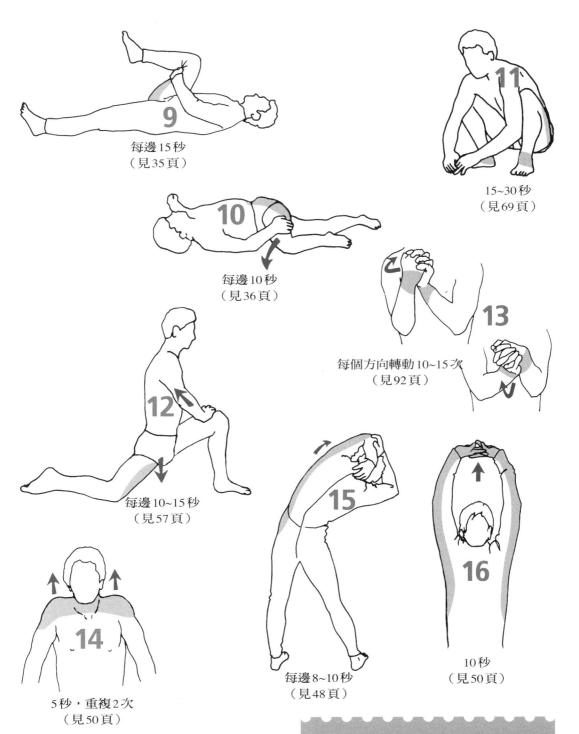

9
每邊15秒
（見35頁）

10
每邊10秒
（見36頁）

11
15~30秒
（見69頁）

12
每邊10~15秒
（見57頁）

13
每個方向轉動10~15次
（見92頁）

14
5秒，重複2次
（見50頁）

15
每邊8~10秒
（見48頁）

16
10秒
（見50頁）

時間不夠？那做3分鐘的迷你版吧！
動作1、3、4、6、11、12、14、15。

角力

約6分鐘

伸展前先慢跑2~3分鐘

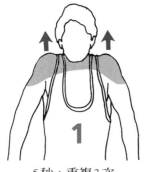

5秒，重複3次
（見50頁）

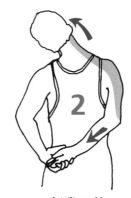

每邊10秒
（見51頁）

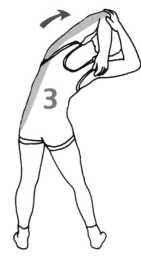

每邊8~10秒
（見48頁）

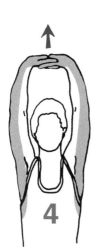

15秒
（見50頁）

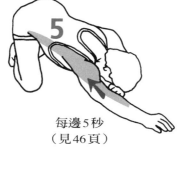

每邊5秒
（見46頁）

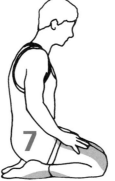

20秒
（見46頁）

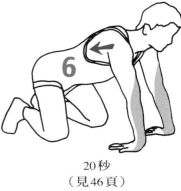

15~20秒
（見53頁）

每邊10~15秒
（見55頁）

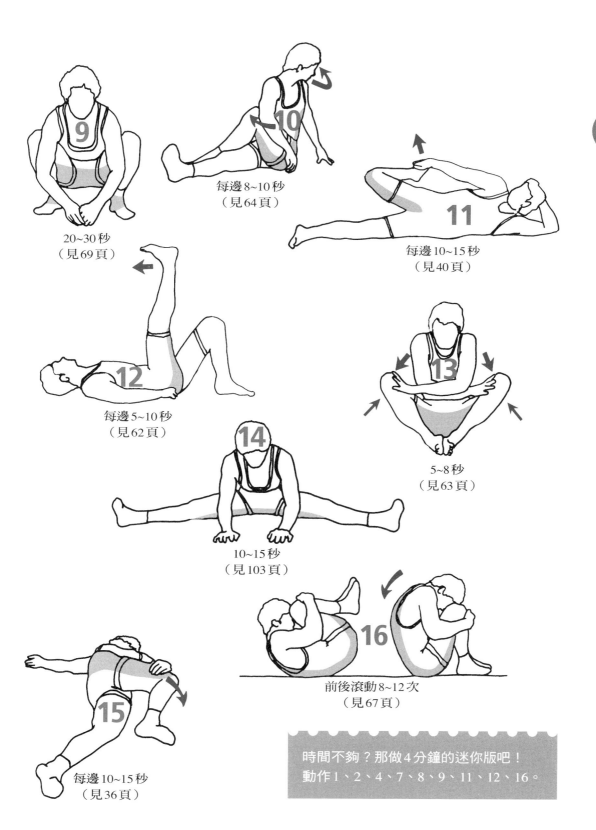

20~30秒
（見69頁）

每邊8~10秒
（見64頁）

每邊10~15秒
（見40頁）

每邊5~10秒
（見62頁）

5~8秒
（見63頁）

10~15秒
（見103頁）

前後滾動8~12次
（見67頁）

每邊10~15秒
（見36頁）

時間不夠？那做4分鐘的迷你版吧！
動作1、2、4、7、8、9、11、12、16。

給老師和教練的話

　　對於學生運動員來說，訓練強調的是紀律，他們需要人推一把，去締造新紀錄或追求體能、力量的極限。身為教練或老師，你當然十分重視選手的表現，但你最重要的目標，是好好指導與訓練這些選手。

　　指導伸展最好的方式，就是從自己開始。如果不僅親自練習，還樂在其中，這股熱情就會傳達到選手身上，讓學生用相同的態度來看待伸展。

　　近年來，開始有人提到伸展可以預防運動傷害，但這種說法還是太過於著重柔軟度。其實伸展是個人的事，要讓學生明白，伸展不是跟別人比賽，彼此間不應該互相比較，因為每個人都是獨立的個體。重點應該擺在伸展時的感覺，而不是伸展到什麼程度。如果一開始就強調柔軟度，只會造成過度伸展，或對伸展心生厭惡，甚至還可能因此而受傷。如果發現有學生身體特別緊繃、僵硬，不要放棄他，應該私下教導他適合做的伸展。

　　本書希望能成為教師／教練的指導手冊，強調伸展時應該注意的事項，以及一些基本知識。不要設立標準，不要追求突破極限，不要勉強學生做太多練習，他們會慢慢發現哪些動作對自己有幫助，柔軟度自然也會慢慢增加，而且還會樂在其中。

　　很重要的一點是，要讓學生明白，每個人都是獨一無二的，都有自己的極限和潛能，只要盡力發掘自己就夠了。

　　老師或教練能給學生最棒的禮物，就是為他們的未來做準備，讓學生了解規律運動、每日伸展及健康飲食的重要性。告訴他們，不管天生的力氣多大或多小、運動神經發不發達，每個人都可以很健康。首要需引導學生的，就是希望他們永遠保有追求運動與健康的熱情。

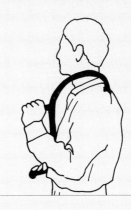

附錄

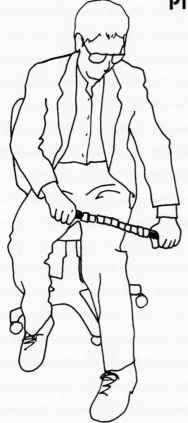

226　保護你的背

230　動態伸展

232　PNF 伸展

236　保健工具

238　伸展處方

保護你的背

　　50％以上的美國人，在一生中的某個階段，都曾為背痛所苦。有些毛病可能是長期的，比如脊椎側彎；有些可能是因為車禍、跌倒或運動傷害而產生的（這種原因引起的毛病，可能過一陣子就會緩解，但幾年之後又捲土重來）。不過，絕大多數的背痛都是源自於壓力和肌肉緊繃，比如說姿勢不良、體重過重、太少運動或腹肌無力等。

　　每個人都知道，伸展及腹部運動對改善背痛很有幫助。所以如果你有背痛困擾，先找個你信任的醫生，幫你看看問題出在哪兒，再請教醫生，書裡哪些伸展動作對你有幫助。

　　有下背痛病史的人要避免做背部拱形伸展，因為這個動作會對下背部造成過大的壓力，在本書中亦予以省略。

　　保護背部最好的方式，就是不管你是坐著、站著或躺著，都要用正確的方法來伸展、強化自己，讓自己一天比一天更健康。接下來我們會給大家一些建議，讓你保護自己的背（請同時參考30~37頁）。

保護背部的正確姿勢

　　千萬不要在兩腿伸直的情況下提重物。要舉起東西時，一定要記得膝蓋微彎，讓腿部的大肌肉來出力，而不是下背部的小肌肉。盡量讓物體的重量靠近身體，背部保持挺直。

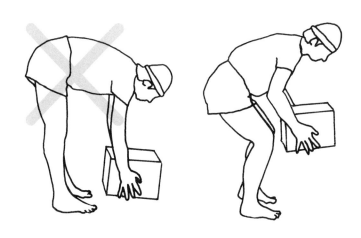

坐進椅子和從椅子上站起來的動作，都可能對背部造成傷害。切記，起身時一定要維持一腳前、一腳後。先把臀部移到椅子邊緣，背部挺直，收下巴，再用大腿肌肉和手臂的力量幫助自己站起來。

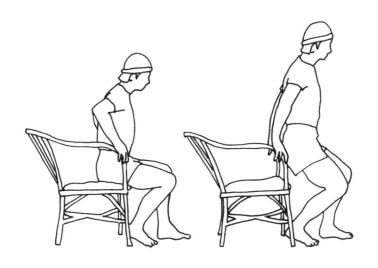

　　如果你習慣圓肩、頭部老是前傾，趕快調整一下姿勢吧！右下圖的正確姿勢可以幫助你紓解背部所承受的壓力，讓身體重新充滿活力：下巴微微內收（不要朝上或朝下），讓後腦勺與背部呈一直線，肩膀自然下垂，呼吸時想像自己背部中段往外膨脹。另外，收小腹，讓背部平貼在椅背上。開車或坐著的時候，這個姿勢可以緩解你下背部的壓力。只要常常練習，以後不需刻意提醒，你的肌肉自然就能維持這樣挺直的姿勢。

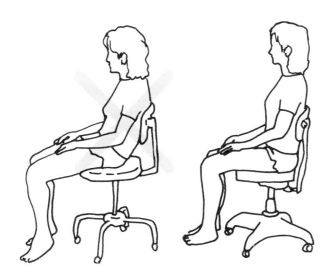

如果你得站上一段時間，比如說洗碗的時候，可以試著把一腳擱在箱子或矮凳上，這樣能紓解久站所帶來的背部壓力。

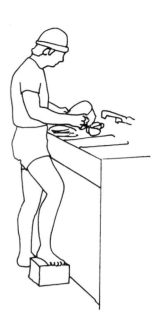

站立時膝蓋微彎（1~2公分的幅度），腳尖朝正前方。膝蓋微彎可以避免站的時候髖部向前凸出。使用大腿前方的肌肉（股四頭肌）來控制站立時的姿勢。

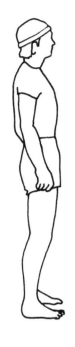

站著的時候膝蓋不要鎖死，這會讓你髖部往前凸，把人體直立時的壓力直接加在下背部這個脆弱的地方，相反的，應該讓股四頭肌用力，來撐住身體的重量。膝蓋微彎的話，身體的重量就能透過髖部和下背部傳達到大腿上。

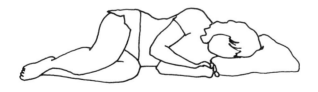

一個品質良好、稍硬的床，對於保護背部也很有幫助。可能的話盡量側睡，因為趴睡容易對下背部造成壓力；若要仰睡，記得在膝蓋下面墊個枕頭，如此一來下背部可以平貼床鋪，讓承受的壓力降到最低。

當你發覺自己姿勢不對時，記得要趕快調整，以恢復活力。好的姿勢來自於常常自我提醒，不管坐、站、走、睡，都要注意姿勢是否正確。

背部緊繃的元凶之一，就是「中廣」身材。少了強壯的肌肉支撐，腹部多餘的重量就會慢慢讓骨盆向前傾斜，造成下背部的疼痛和緊繃。

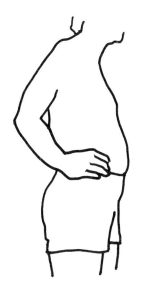

1. 持續練習仰臥起坐，訓練腹部肌肉，但不要超出自己的能力範圍。這個訓練需要長時間、規律的練習。如果不及早開始，情況只會越來越糟。

2. 利用膝蓋著地的伏地挺身動作，來訓練手臂和胸部肌肉。這個動作能獨立訓練上半身的肌肉，卻不會對下背部造成壓力。

3. 如55頁的動作，輪流伸展骨盆前方的肌肉，接著繼續伸展下背部（第30~37及67~71頁）。透過加強腹肌、伸展臀部和背部肌肉，也可以慢慢矯正骨盆前凸這個造成下背疼痛的常見問題。

4. 控制食量，慢慢縮小胃部空間。

5. 跑步之前先學慢跑，慢跑前先學走路。若不增加攝取的熱量，只要每天走1.6公里（一次完成），一年就可瘦下4.5公斤！

動態伸展

動態伸展是什麼？近來媒體宣稱，動態伸展才是真正適合職業運動員的伸展；靜態伸展不僅對競賽成績沒有幫助，甚至還可能造成傷害。首先，我們來看看這些名詞的定義：

● 「動態」伸展可說是「……依據從事該運動時身體關節所需移動的範圍，主動為之」。
● 「靜態」伸展指的是，伸展時身體保持不動。
● 依照本書的定義，「伸展」包括兩個階段[*]。

為什麼媒體會這麼說？這一切要回到一個以一九九四年夏威夷馬拉松為樣本的研究。該研究發現，比賽前做了伸展的跑者，受傷的機率比沒做伸展的來得高。不過這其中有一些疑點尚待釐清：首先，對照組是做了哪些伸展？如果伸展動作不正確（許多運動員伸展時不是動作做過頭，就是前後晃動），的確可能增加受傷的風險。其次，為什麼結論會是伸展「導致」運動傷害？（尤其啟人疑竇的是，這個研究結論只適用於白人男性，而不包括女性或亞裔運動員。）

有些訓練人員認為，運動員在競賽「前」不應該做靜態伸展（不過他們多數都同意，競賽「後」應該要做）。我個人的建議如下：

運動員：熱身之後先做一點輕鬆的伸展，可以為動態伸展、接下來的練習以及進一步的熱身做好準備。溫和的伸展等於是給身體一個訊號，告訴它等一下你會用到哪些部位。運動結束之後建議進行（兩階段）靜態伸展，對消除疲勞很有幫助。

一般大眾（非職業運動員）：做好本書介紹的兩階段靜態伸展就夠了。全世界有三百七十五萬人買了本書來學習伸展，而四十年來我們得到了許多正面的回饋。做做伸展，的確讓大家覺得身體舒服多了。

世界上有將近上億的人在練瑜伽，而瑜伽其實也就是靜態的伸展。如果練瑜伽對身體沒好處，大家為什麼會繼續練？

有趣的是，如果你去查查動態伸展的動作內容，就會發現，其實很多動作都是平時練習會涵蓋的，比如甩臂、側彎、腳尖觸碰等，都是運動員長久以來熱身時會做的動作，只是沒把這些動作冠上「動態伸展」的名字而已。

有些新的動態伸展看起來滿吸引人，包括組合平時的伸展動作，再加上身體的移動，來模仿單項運動的基本動作。讀者若有興趣，可以上網看看影片（http://bit.ly/ja7n）。如果我是個有企圖心的職業運動員，一定會好好研究動態伸展，並聽從教練或訓練人員的建議；至於靜態伸展的技巧，我隨時都用得上。

至於主張以動態伸展取代靜態伸展，其實就顯得眼光短淺了。就像高級健身器材無法取代基本的槓鈴重訓一樣，靜態及動態伸展各有其不可取代之處。世上數以百萬使用本書的人會繼續從書中的指導獲益；而運動員和他們的教練也會繼續研發各種熱身和伸展的技巧，在追求卓越表現和避免受傷之間取得完美平衡。

伸展對一般大眾（如上班族或電腦使用者）而言，是讓他們去感受自己的身體，注意緊繃和靈活之間的不同；是去微調姿勢，而不是做過頭，讓自己感覺疼痛。伸展時不要前後晃動，也不要過度伸展。重點要放在做每一個伸展動作的感覺，對身體保持敏銳的知覺。就像「你不需要氣象員來告訴你風往哪裡吹」，想了解身體的感覺，也不需大費周章去念個博士，只要做伸展（如19~25頁），身體自己就會告訴你。

---

* 本書所說的伸展不屬於狹義的「靜態」伸展，而是包含了兩階段：輕鬆伸展時，身體由放鬆狀態進入伸展；「進階伸展」時，則可視自己的情況稍加移動。

PNF 伸展

　　PNF 是 Proprioceptive Neuromuscular Facilitation（本體神經肌肉促進術）的縮寫，這是一種二次世界大戰後發展出來的運動治療。一開始是為了復健需要，幫助為神經問題所苦的軍人。一九六〇及七〇年代，運動治療師和訓練人員開始使用 PNF 技巧，來增加運動員和一般人的柔軟度及肢體活動範圍。接下來，PNF 廣為運動員應用，以增進運動表現。

　　本書重點雖然是靜態伸展，但也納入了一些基本的 PNF 伸展。需要使用 PNF 技巧的人通常若不是運動員，就是本身肢體活動範圍小，或因特殊原因失去正常活動自由度的人。本書所提的 PNF 伸展不需要別人的幫忙即可獨力完成，易學好用，都是收縮—放鬆—伸展技巧，以及拮抗之收縮—放鬆技巧。請按照以下說明和例子，試試這兩種 PNF 伸展。

收縮—放鬆—伸展技巧

　　在這個動作中，肌肉是以被動的方式，被引導至特定活動範圍內，先進行溫和（不會痛的）伸展，然後收縮（大約是握緊拳頭那種強度）4~5 秒，放鬆一下之後，再進行另一次溫和的靜態伸展 5~15 秒。整個過程可以重複好幾次，每一次應該都會感覺到自己的柔軟度又進步了一點。

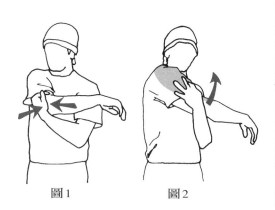

圖1　　　　圖2

等長收縮：這是一種肌肉的收縮狀態，透過增加肌肉的緊張程度而完成，但並沒有拉長肌肉或移動關節。

注意：使用 PNF 技巧時，肌肉需要做到中等程度的等長收縮，有心血管疾病的人在做時要特別小心（中等程度等長收縮的原則是不要做到極限）。

　　左手抓住右手手肘，將右手往胸口方向拉，直到感覺有點緊繃（但不會痛）時停住，然後右手手肘跟左手用力相抗（右手肘想要掙脫，左手則用力使它無法掙脫的感覺），維持中等程度（約 50~60%）的等長收縮 4~5 秒（圖1），不要閉氣。稍微放鬆一下，然後重複動作，但這次力道稍大，把右手肘往胸部方向拉，直到感覺剛才收縮的肌肉再次出現輕微緊繃時停住（圖2）。維持溫和（即中等強度）的伸展 5~15 秒，重複數次。

拮抗之收縮—放鬆技巧

第二種PNF技巧運用的機制是收縮和放鬆相對的肌肉，如之前提過的股四頭肌（大腿前側）和腿後肌群。在這項PNF技巧中，先收縮股四頭肌，放鬆腿後肌群，然後如圖1或圖4所示再伸展腿後肌群。整個過程就是透過彼此的反射抑制（聽起來很複雜，但是做起來滿簡單），來協助腿後肌群放鬆。如圖3那樣收縮股四頭肌時，腿後肌群就呈現放鬆的狀態。

試試看！從站立的姿勢開始，從臀部慢慢往前彎（雙膝微彎），伸展到最舒服時停住（圖1），看看自己現在可以做到什麼程度。接著起身回到站立的姿勢，雙膝保持微彎（圖2）。

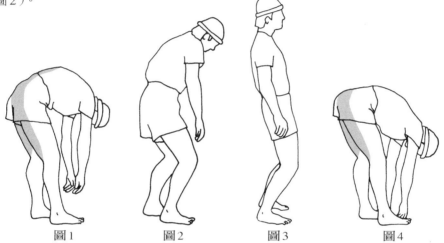

圖1　　　　　圖2　　　　　圖3　　　　　圖4

接下來，採屈膝姿勢，雙腳腳底平貼地面，腳尖朝正前方（圖3），維持15~20秒。這個姿勢能讓你收縮股四頭肌，放鬆腿後肌群，對接下來伸展腿後肌群有很大的幫助。恢復立姿。然後再做一次圖1的動作，維持5~15秒，身體不要上下晃動。你可能會發現，雖然花一樣的力氣，但你的手比剛才更接近地面了。重複圖3及圖1的動作數次，你的柔軟度應該至少會有微幅至中等程度的增加（圖4）。

這兩個例子，應該可以協助你了解PNF技巧的基本原理及使用方式。PNF伸展散布在本書各章節，與靜態伸展是穿插的。靜態伸展和PNF技巧結合是相當有效的。

注意：練習PNF技巧時不要做過頭，在輕鬆伸展這部分要放鬆，不要勉強。維持正常呼吸！練習時要樂在其中，太過勉強或做過頭均非長久之計。

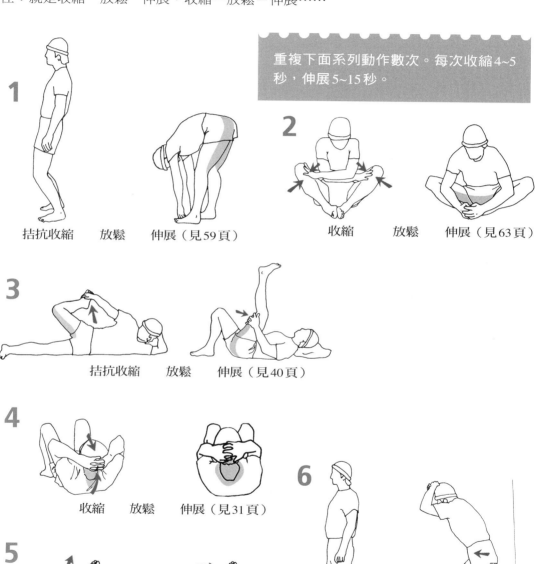

PNF 伸展摘要

　　這些伸展動作的說明在前兩頁已經講得很清楚。試著做，看看這些技巧對你有沒有幫助（讓柔軟度變好）。明白其中的道理之後，就可以自行應用在其他伸展上，記住：就是收縮－放鬆－伸展，收縮－放鬆－伸展……

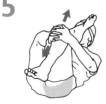

重複下面系列動作數次。每次收縮4~5秒，伸展5~15秒。

1　拮抗收縮　　放鬆　　伸展（見59頁）

2　收縮　　放鬆　　伸展（見63頁）

3　拮抗收縮　　放鬆　　伸展（見40頁）

4　收縮　　放鬆　　伸展（見31頁）

5　收縮　　放鬆　　伸展（見40頁）

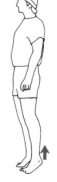

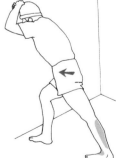

6　收縮　　放鬆　　伸展（見75頁）

7

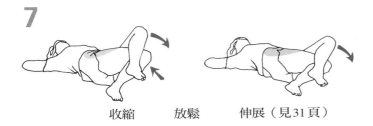

收縮　　　放鬆　　　伸展（見31頁）

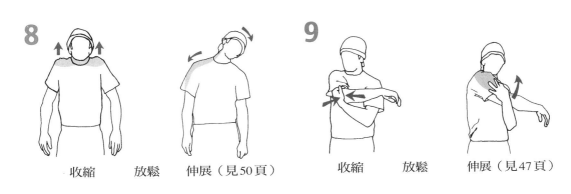

不要太勉強自已，拒絕疼痛。感覺每次
的伸展，傾聽身體的聲音。

8　收縮　　放鬆　　伸展（見50頁）　　**9**　收縮　　放鬆　　伸展（見47頁）

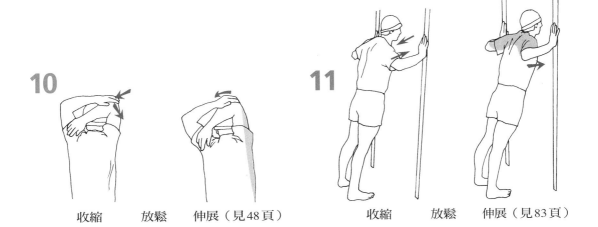

10　收縮　　放鬆　　伸展（見48頁）　　**11**　收縮　　放鬆　　伸展（見83頁）

附錄

P
N
F
伸
展

保健工具

　　保健工具指的是，人們藉其幫助即可自行保健身體（如按摩、針灸等）的器具；不需假他人之手，即可精準到位。從九〇年代初期開始，我自己就陸續使用一些保健工具，覺得很有幫助。同時，我也發現，保健工具與伸展動作結合，效益更大。因此，在之後的研習或說明會上，我會介紹這些保健工具給聽眾，也得到了正面的回饋。

　　最棒的一點是，這類工具很容易上手，對減輕肌筋膜疼痛症候群（trigger points）、紓解肌肉緊繃有很大的幫助。藉由它們的幫忙，你可以用一種截然不同的方式來調整自己的身體，比如你可以很容易觸及痠痛的部位，而多數工具也能讓緊繃的肌肉在短時間內獲得放鬆。有了這些小工具，調整身體就變成一件輕而易舉的事，能瞬間減輕疼痛。

　　以下推薦一些我自己常使用的工具：

按摩杖

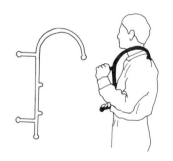

　　是代替指壓按摩的工具，可以讓緊繃、疼痛的肌肉放鬆。它是利用槓桿原理，以及一點稍微向下拉的力量，製造出你想要的力道。這個工具特別設計用來舒緩幾個部位的肌肉緊繃：頸部兩邊及後側、背部中段（兩肩胛骨間）及上段，還有肩膀，所以對這些部位的幫助最大，不過其實身體各部位都可以使用，甚至可拿來當作伸展時的輔助工具。在美國各地治療疼痛的診療機構，這種按摩杖十分常見，是大家公認非常實用的保健工具。

滾輪按摩棒

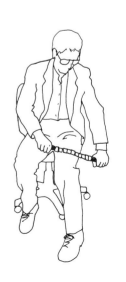

　　這是專業運動員會拿來舒緩肌筋膜疼痛（肌肉糾結）的按摩工具。按摩棒中段的滾輪，讓它能貼合身體不同部位的曲線。滾輪按摩棒對小腿特別好用，也適用於腿部其他主要肌群。使用時可透過衣物，也可以直接在皮膚上滾動。這種按摩棒主要是藉由放鬆健康肌肉的纖維、促進血液循環的方式，及時紓解肌筋膜的疼痛。有了充足的血液供應，肌肉會覺得比較舒服，就可以更賣力工作、工作更久，疲勞的消除也會比較迅速。使用滾輪按摩

棒，讓肌肉能隨時做好準備，並協助排除練習之後的乳酸，避免受傷。就算不幸受傷了，也能縮短復元所需的時間。

呼吸練習器

這個工具雖然原來是為了音樂家訓練呼吸控制而設計，不過其實對所有想學習深度呼吸、加速消除疲勞的人都適用。使用時把氣吹入管子，讓容器內的乒乓球保持浮起的狀態。這個訓練會迫使你使用橫膈膜附近的肌肉，以正確的方式呼吸，其目的是增加肺活量。這是因為，一旦能吸入更多空氣，血液裡的含氧量就會提高，連帶使得每個細胞重新恢復活力（想想這效果有多大）。容器裡的乒乓球是一種視覺化的輔助，藉由其所在位置的高低，讓你了解自己橫膈膜的運作。

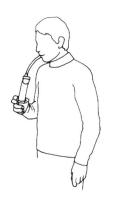

按摩輪

它的外觀是一個5公分的尼龍輪，裝置在一段10公分長的把手上。按摩輪主要是用來進行深度按摩、舒緩肌筋膜疼痛（肌肉糾結）。可以直接在皮膚上滾動，或透過一層較薄的衣物。按摩輪的原理類似車輪在路面上來回滾動，對於觸及特定的痛點很有幫助，如頸部、手掌、手腕、手臂、雙腿或腳掌上較小的區域。按摩輪也適合隨身攜帶，有需要時隨時拿出來使用，便可將疼痛的程度減至最低。

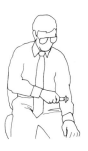

腳部按摩器

要按摩腳部，可以使用這種5×23公分的保健工具。它的表面有凸起，兩端包上橡皮圈，滾動時可以保護地板。這種工具對疲勞的雙腳最有幫助，表面的凸起可對準腳底痛點，刺激神經末梢，減緩不適感，同時改善血液循環，使按摩更到位。如果你的工作型態多半是坐著，就可以隨時使用腳部按摩器來舒緩。

伸展處方

下面為本書伸展動作的摘要，專業人員開健身或復健處方時可以加以運用，只要把適合該選手或病人做的動作圈起來就可以了。

背部輕鬆伸展 · 30~37

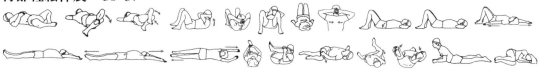

腿、腳、踝的伸展 · 38~45

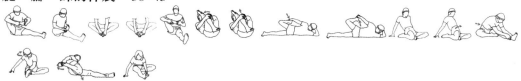

背部及肩臂的伸展 · 46~52

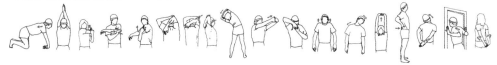

腿部伸展系列動作 · 53~57

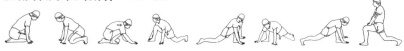

下背、臀、鼠蹊部及腿後肌群的伸展 · 58~65

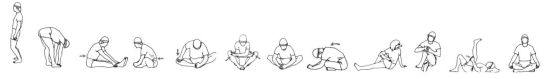

背、臀及腿部伸展 · 67~71

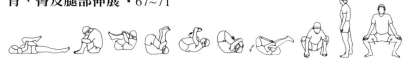

抬腿 · 72~74

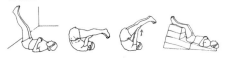

臀、腿立姿伸展・75~81

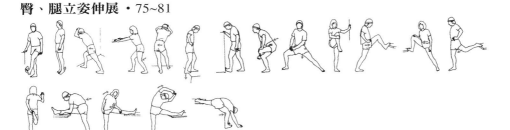

上身立姿伸展・83~88　　　　　　　　　　單槓伸展・89

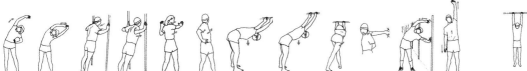

毛巾上身伸展・90~91　　　手、腕及前臂伸展系列・92~93

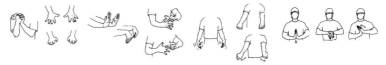

坐姿伸展・94~97

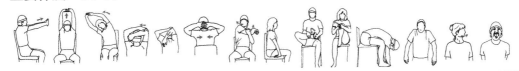

鼠蹊、腿部抬腿進階伸展・98~100

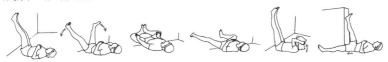

鼠蹊、臀部分腿伸展・101~104

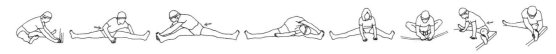

練習劈腿・105~107

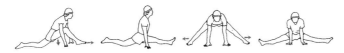

譯後記

陳萱芳

自上大學以來，由跆拳、國術而柔道、太極，雖曾因故中斷，大致上也說得上是習武多年了。伸展一直是武術練習前熱身運動的一部分，我卻一直到翻譯了本書之後才明白：原來運動後的伸展也同樣重要。倘若忽略了，身體往往需要更長的時間才能從訓練之後的疲勞恢復。看似簡單的伸展，其實包含了許多學問。

擊鼓老師說，看似極「動」的身體訓練，最終其實是為了鍛鍊心性的「靜」與定。打鼓時每一下都要配合呼吸，在擊出的瞬間，手中的鼓棒更要配合身體的落胯、重心下沉，才能力達鼓心，擊出沉穩、撼動人心的聲音。

是不是每一擊都能精準到位、是不是真能做到「在自己的寧靜中擊鼓」，端看平時扎的基本功有多深。可以說，武術與擊鼓訓練鍛鍊了我的體能，增進了身體的協調性；而伸展、靜坐等基本功，則讓我的心慢慢變得柔軟，在鍛鍊身體的同時也訓練了內在的覺知。唯有如此，才能在遇上突發狀況的「當下」安住己心，應用所學，化險為夷。

一次，我一手拎著代人購買的兩碗甜湯，一手拿著悠遊卡，準備下公車。當時車子停靠的人行道上長了一大片青苔，不過因為是在車門的正下方，從車內看不到。我一個箭步跨出車門，恰好準準地踩了上去⋯⋯整個人一滑，瞬間後仰，直直朝前飛出去！因為跌飛的動作太大，公車司機當場怔住，連車門都忘了關上。

神奇的是，從騰空到落地、一秒鐘不到的時間裡，我卻一直保持清楚的覺知，整個過程有如慢動作格放一般。最後，我的「降落」姿勢是：打滑那腳的側半邊著地（另一腳自然微屈），同側拿悠遊卡的手拍地，分散衝擊力道。也就是說，在理智搞清楚發生了什麼事之前，我的內在覺知已經及時反應，並啟動了身體的保護機制──表現於外，就是我在跌落的瞬間，及時使用柔道的護身倒法成功保護了自己。

我站起身，帥氣地回頭朝司機揮揮手：「沒事，別擔心。」因為除了悠遊卡與地面摩擦出現了兩道刮痕，我不僅毫髮無傷，另一隻手上提的那兩碗甜湯甚至連半點湯汁都沒濺出來呢！

　　的確，經年的身體訓練，協助我鍛鍊出比較精確的本體自覺和相對迅速的動作反應；不過，要在跌出的一瞬間及時用出技巧、而不拉傷肌肉或扭傷筋骨，則必須歸功於平時伸展所訓練出的柔軟度。

　　翻譯本書之前，伸展於我，比較像是運動前的例行公事；而譯完本書後，除了躍躍欲試、想進一步將書中的伸展知識與平時的身體訓練加以結合，更期待透過自己中、英文字的轉介，邀請讀者一起來體驗與自己身心對話的絕妙感受！

你今天伸展了嗎？

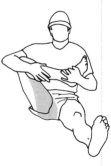

健康生活 BGH202

伸展聖經：40 週年全新增修版
Stretching: 40th Anniversary Edition

作者 —— 包柏・安德森（Bob Anderson）
繪圖 —— 珍恩・安德森（Bob Anderson）
譯者 —— 陳萱芳

總編輯 —— 吳佩穎
責任編輯 —— 李靜宜（特約）、陳怡琳
校對 —— 呂佳真
封面設計 —— 江儀玲

出版者 —— 遠見天下文化出版股份有限公司
創辦人 —— 高希均、王力行
遠見・天下文化 事業群董事長 —— 高希均
事業群發行人／CEO —— 王力行
天下文化社長 —— 林天來
天下文化總經理 —— 林芳燕
國際事務開發部兼版權中心總監 —— 潘欣
法律顧問 —— 理律法律事務所陳長文律師
著作權顧問 —— 魏啟翔律師
社址 —— 台北市 104 松江路 93 巷 1 號
讀者服務專線 ——（02）2662-0012 | 傳真 ——（02）2662-0007；2662-0009
電子郵件信箱 —— cwpc@cwgv.com.tw
直接郵撥帳號 —— 1326703-6 號　遠見天下文化出版股份有限公司

電腦排版 —— 立全電腦印前排版有限公司
製版廠 —— 東豪印刷事業有限公司
印刷廠 —— 中原造像股份有限公司
裝訂廠 —— 中原造像股份有限公司
登記證 —— 局版台業字第 2517 號
總經銷 —— 大和書報圖書股份有限公司 | 電話 ——（02)8990-2588
出版日期 —— 2022 年 1 月 24 日第三版第 1 次印行
　　　　　　2023 年 3 月 9 日第三版第 3 次印行

國家圖書館出版品預行編目(CIP)資料

伸展聖經/包柏.安德森(Bob Anderson)著；珍恩.安
德森(Jean Anderson)繪圖；陳萱芳譯. -- 第三版. --
臺北市：遠見天下文化出版股份有限公司, 2022.01
　面；　公分. --(健康生活；BGH202)

40週年全新增修版
譯自：Stretching, 40th anniversary ed.
ISBN 978-986-525-417-9(平裝)

1.運動健康

411.71　　　　　　　　　　　110021540

定價 —— NT480 元
ISBN —— 978-986-525-417-9 | EISBN — 9789865254186（EPUB）；9789865254193（PDF）
書號 —— BGH202
天下文化官網 —— bookzone.cwgv.com.tw

本書如有缺頁、破損、裝訂錯誤，請寄回本公司調換。
本書僅代表作者言論，不代表本社立場。